# Je jeûne !

Éditions Eyrolles
61, bd Saint-Germain
75005 Paris
www.editions-eyrolles.com

Cet ouvrage est paru pour la première fois en 2019 aux éditions Eyrolles dans la collection « Je mange sain », dirigée par Anne Ghesquière, auteure et éditrice, productrice du podcast Métamorphose qui éveille la conscience.

---

Depuis 1925, les éditions Eyrolles s'engagent en proposant des livres pour comprendre le monde, transmettre les savoirs et cultiver ses passions !

Pour continuer à accompagner toutes les générations à venir, nous travaillons de manière responsable, dans le respect de l'environnement. Nos imprimeurs sont ainsi choisis avec la plus grande attention, afin que nos ouvrages soient imprimés sur du papier issu de forêts gérées durablement. Nous veillons également à limiter le transport en privilégiant des imprimeurs locaux. Ainsi, 89 % de nos impressions se font en Europe, dont plus de la moitié en France.

---


ISBN : 978-2-416-01492-5

Romain Vicente

Postface de Daniel Kieffer

# Je jeûne !

## Le guide indispensable sur les bienfaits uniques des cures de jeûne : intermittent, saisonnier…

Éditions
EYROLLES

**Avertissement :** seul un docteur en médecine a le droit d'établir un diagnostic et de prescrire des médicaments. Les conseils contenus dans cet ouvrage ne peuvent en aucun cas se substituer à la prescription d'un professionnel de santé. Les auteurs et l'éditeur ne sauraient être tenus pour responsables des conséquences éventuelles d'une automédication maladroite ou d'une mauvaise interprétation du contenu de cet ouvrage

# Sommaire

# Avant-propos

Après près de cinq années depuis la sortie de *Je jeûne !*, je suis heureux de cette nouvelle édition en format poche. La relecture attentive du manuscrit m'a rappelé avec force que le message profond du jeûne reste encore brûlant d'actualité. Il ouvre une porte sur nos besoins essentiels afin d'aller un peu vers soi dans une bouleversante expérience initiatique.

Si certaines modes dans les médecines naturelles disparaissent aussi vite qu'elles émergent, le jeûne, lui, possède un caractère inaltérable, intemporel et universel. Il invite à réenchanter notre rapport à nous-même et au monde. C'est un hymne au rien, au vide, au manque. Et de cette vertigineuse plongée naît la joie.

Joie du corps, qui déploie toute sa vitalité et cicatrise de ses blessures. Joie du cœur, qui s'ouvre et redevient le centre même de l'Être et de notre regard. Joie subtile de l'Esprit, qui se souvient alors de toute l'intensité de notre expérience furtive ici-bas et invite à déployer toujours plus de conscience dans chaque instant de nos vies.

*Je jeûne !* est pour moi l'occasion de vous donner envie de vivre cette expérience et d'en savourer toute la portée sur votre chemin.

Je vous souhaite une belle lecture !

# Introduction

On en parle de plus en plus depuis quelques années, c'est en France un sujet de discussion très fréquent, reconnu et plus du tout tabou ! Le jeûne s'invite dans notre quotidien. Même s'il n'est pas rare qu'il soit, encore à tort, associé aux sectes ou autres gourous, voire mentionné dans les dérives d'un hygiénisme poussé à l'extrême dans la lignée de Jennings, Shelton ou de Tilden aux États-Unis[1], sa réputation tend à s'alléger, et jeûner est même devenu très tendance. De quelques heures à plusieurs jours, intermittent, de courte durée, thérapeutique, le jeûne n'est plus considéré comme une approche farfelue ou même ésotérique. L'essor des centres de jeûne et randonnée montre bien la réalité d'un phénomène qui va au-delà de la simple « mode ».

Le jeûne est bien sûr un retour à nos racines profondes et à des besoins ancestraux fondamentaux ayant, de tout temps, ponctué la vie de l'Homme. Il est ce « bon sens » qui naturellement s'imposait dans les situations où le corps avait à lutter pour

1. Jennings, Shelton et Tilden sont des figures fortes de l'hygiénisme américain né au début du XIXe siècle qui fut souvent décrié.

sa survie. *Nos grands-mères savaient quoi faire ! Fatigué ? Grippé ? Un bon bol de bouillon et au lit !*

Actuellement, l'approche « jeûne et randonnée » regroupe en France pas moins de 100 lieux, 40 organisateurs et plus de 800 stages par an[1]. Devant l'essor de cette pratique, la fédération est en pleine réflexion sur le cadre à donner, sur les formations de base indispensables à proposer afin d'accompagner convenablement un groupe de jeûneurs. Nous sommes loin, certes, de l'Allemagne avec la fameuse clinique Buchinger au bord du lac de Constance qui accueille à elle seule entre 3 000 et 3 500 personnes par an – l'Allemagne où le jeûne est également reconnu depuis longtemps dans son approche thérapeutique. De nombreuses cliniques le proposent pour des pathologies courantes que le système médical allemand reconnaît pleinement. Le jeûne occupe une place de choix au milieu de propositions thérapeutiques plus classiques.

En France, la situation est moins avancée : peu d'études[2], pas de reconnaissance officielle même si de plus en plus de médecins s'essayent au jeûne et y portent un intérêt thérapeutique certain. Le documentaire d'Arte de 2012[3] et les recherches de Valter Longo[4] ont marqué les esprits et de nombreux regards

1. Livret de présentation de la Fédération françophone de Jeûne et Randonnée.

2. Voir la thèse de Jérôme Lemar : « L'appellation "jeûne thérapeutique" est-elle fondée ou usurpée ? » (site DUMAS).

3. *Le jeûne, une nouvelle thérapie ?* documentaire réalisé par Thierry de Lestrade et Sylvie Gilman.

4. Gérontologue aux États-Unis connus pour ses travaux sur le jeûne : « *Fasting: Mechanisms and Clinical Applications* ou comment la cellule en période de jeûne devient "super résistante" », NIH Public Access, Valter D. Longo and Mark P. Mattson, 2012.

se portent désormais sur cette pratique simple, facile et à la portée de presque tout le monde.

Mais au-delà des réalités médicales de plus en plus séduisantes avec des promesses encourageantes pour l'accompagnement de certaines pathologies, le jeûne reste avant tout une invitation avec soi-même, une expérience unique dans l'intimité du corps, au cœur de notre matière, un véritable rappel à soi. Il suffit de voir au bout de quelques jours de jeûne ou de réduction alimentaire, les transformations visibles : l'éclaircissement du teint, le pétillant de l'œil, des pensées éclairées, l'émotionnel apaisé, rassuré. Le jeûne opère visiblement un véritable rajeunissement organique. Il va même plus loin en libérant les espaces émotionnels crispés, ouvrant parfois à des expériences spirituelles profondes.

Le jeûne est à chaque fois pour moi une triple convocation : physique, émotionnelle et spirituelle aux portes de mon être profond.

Accompagnant personnellement des jeûneurs au sein d'un centre reconnu dans le Vercors, j'ai toujours été fasciné par ces changements rapides sur quelques jours à peine. Le jeûneur reste profondément touché par une expérience humaine qui le marque définitivement. Lors des temps de partage en fin de séjour, il n'est pas rare de retrouver des témoignages poignants de prise de conscience, de désir de transformation, de reprise de confiance en soi et en son corps. Les larmes s'invitent également, libérant le cœur et marquant la « fonte » de nos zones de tension et de crispation. Plus de masques, plus de « personnages », vous êtes vous-même, dans toute votre beauté et sensibilité ! Le jeûne est un temps de retraite, idéal pour se retirer, se transformer, changer nos habitudes, faire un point sur soi, ses besoins, sa situation personnelle, professionnelle ou même libérer sa créativité. Il est une pratique simple et spontanée lorsque le corps a besoin de récupérer et de se reposer.

Ce livre est une proposition accessible et pratique pour que vous puissiez jeûner chez vous en toute simplicité de quelques heures à quelques jours. Je souhaite partager avec vous l'envie de vous propulser dans une expérience organique inédite qui vous amènera à réveiller ce qu'il y a de plus beau en vous. Vous serez accompagné aux portes de nos systèmes d'autorégulation pour vous rappeler que la biologie possède de formidables systèmes d'adaptation, animés d'une intelligence ancestrale et d'une puissance insoupçonnée. Vous trouverez en annexe des exercices pratiques permettant de libérer pleinement votre vitalité. Ces exercices intimement liés au processus du jeûne peuvent se pratiquer également indépendamment.

L'idée n'est pas ici de pratiquer un jeûne thérapeutique qui, comme son nom le propose, demande à être accompagné par un médecin, au sein d'une clinique par exemple. Nous laisserons plus volontiers à des centres spécialisés ou médicalisés, l'encadrement de tels jeûnes. Nous vous proposons plutôt de revenir à votre ressenti, aux signaux du corps et à vos forces de vie de manière à rester dans un jeûne préventif ne dépassant pas une dizaine de jours.

## Notre méthode : place à votre ressenti !

Que vous décidiez d'essayer le jeûne journalier ou de vous lancer dans un jeûne saisonnier plus long, l'idée est de réapprendre à vous écouter. Ce désir intérieur, cet appel vers plus de légèreté, de joie et de vitalité est très spécifique à chaque personne. Il est donc bien difficile de prédire la durée optimale de votre jeûne à l'avance. Un jeûne réussi dépend avant tout de la qualité de conscience et de présence à vous-même. En dehors des contre-indications dans le chapitre concerné, il n'y a pas de risque à mener seul un jeûne sur une période de 3 à 10 jours. Notre approche du jeûne saisonnier vous invitera à mener au quotidien un petit bilan personnel. Vous déterminerez ainsi jour par jour votre durée optimale.

**À noter**

Si l'idée de jeûner seul ne vous enchante guère ou si vous présentez quelques troubles de santé, l'encadrement au sein d'un centre spécialisé est une vraie nécessité. Vous y serez porté par l'effet de groupe qui transcende bien des difficultés rencontrées dans un jeûne mené seul.

Dans cet ouvrage, nous ne limiterons pas la durée de votre jeûne saisonnier. Le corps saura vous faire savoir quand il est temps de se réalimenter. Toute l'idée est de retrouver votre ressenti et votre sensation. Vous serez alors plus à l'écoute de vous-même, guidé par ce « bon sens » qui ne vous a jamais quitté.

## Ancrer le quotidien et s'alléger à chaque saison

Installer régulièrement des périodes de repos digestif est le meilleur moyen de créer durablement des temps de régénération de l'organisme. C'est l'installation de la base. Notre corps est tel un temple, de bonnes fondations sont les garants d'un édifice solide. Quel serait l'intérêt de jeûner de manière héroïque sur une dizaine de jours si, une fois le jeûne passé, les mauvaises habitudes reprenaient le dessus ? Cependant, la mise en place de changements dans les habitudes de vie est parfois compliquée à entreprendre, telles les bonnes résolutions de début d'année, leur pratique peut s'effilocher avec le temps.

Vivre l'expérience du jeûne, c'est se rencontrer dans nos besoins les plus essentiels. La simplicité devient une vraie richesse que vous mettrez spontanément dans votre quotidien sans forcer. Le jeûne permet de vivre une expérience au plus profond de votre être. Vous êtes de nouveau réellement acteur de votre bien-être.

Vous respirez, vous méditez, vous préparez votre tisane : vous êtes au cœur du processus, à l'écoute de vos sensations.

## Jeûne journalier et saisonnier : des objectifs différents

| | |
|---|---|
| **Jeûne journalier : jeûne nocturne, monodiète, jeûne d'une journée.** | Mise au repos du digestif, prévention des surcharges et des troubles fonctionnels et des pathologies dites « de civilisation[1] ». Installation de bonnes habitudes, remise en route de la physiologie, transformations lentes et durables. |
| **Jeûne saisonnier de 3 à 10 jours, 1 à 4 fois par an, aux changements de saison.** | Nettoyage plus profond, « *reset* » métabolique, le « ménage de printemps ». Faire le tri, libérer ce qui n'est plus nécessaire. |

1. Les maladies de « civilisation » sont liées au style de vie et sont en plein essor depuis l'industrialisation de l'alimentation, les pesticides et la sédentarité. Le diabète, l'hypertension artérielle, l'excès de cholestérol, la maladie de Parkinson, d'Alzheimer en font partie.

## CHAPITRE 1

# L'éveil du corps et de l'esprit

### Jeûner n'est pas nouveau

Le jeûne a toujours fait partie de notre civilisation. Dans les temps les plus reculés, nous trouvons des traces de l'utilisation de cette pratique à des fins thérapeutiques et rituéliques.

*Des origines anciennes*

Pour Marguerite Kardos Enderlin, l'une des rares sumérologues françaises, les pratiques hygiénistes ainsi que le jeûne étaient répandus à l'époque sumérienne[1]. On parle ici d'une civilisation de plus de 5000 ans.

> *« Ils ["les thérapeutes sumériens"] conseillaient aussi une diététique curative avec jeûne et régimes particuliers. De même, ils ordonnaient des exercices physiques dans le jardin du temple[2]. »*
>
> **Marguerite Kardos Enderlin**

1. Sumer : ancienne civilisation ayant couvert une large zone de l'actuel Irak (au sud de la Mésopotamie antique) vers la fin du IVe millénaire av. J.-C.

2. Revue *IIIe Millénaire*. Ancienne série no 15 juillet-août 1984.

Le jeûne est une pratique commune à toutes les traditions, cultures et médecines ancestrales. Il fait partie de l'hygiène alimentaire en tant qu'approche diététique[1]. C'est un pilier fondamental de notre santé au même titre que l'équilibre émotionnel et le mouvement.

La triade ci-dessous est bien connue des approches holistiques[2] et la naturopathie, en tant que grande synthèse des médecines traditionnelles, évoque souvent le « triangle de la santé » :

**Besoin de mouvement**

*Je danse, je bouge, je marche, j'avance, j'explore.*

**Besoin d'équilibre psycho-émotionnel**

*Je ressens, j'exprime, j'entre en relation, je me réalise.*

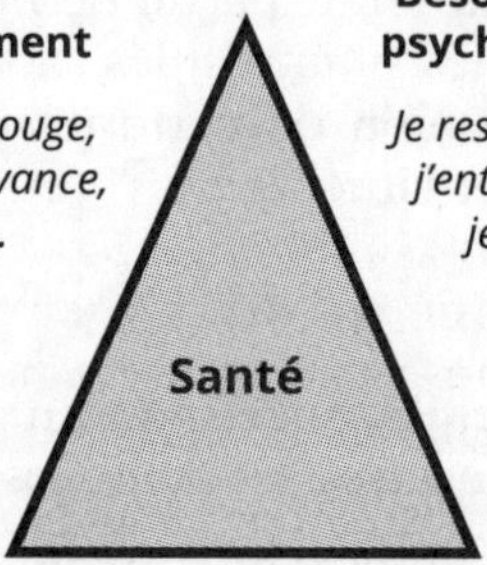


**Alimentation : nutrition et diététique**

*Je satisfais mes besoins : je m'hydrate, je m'oxygène, je nourris mon corps physique (nutriments, protéines, glucides, lipides...) et je fais des repos digestifs (diètes et cures diverses).*

1. Du grec *diaitêtikê*, signifiant « hygiène de vie ».

2. Holistique : du grec *holos*, signifiant « le tout ». Médecine incluant l'être dans sa globalité, physique, émotionnelle, mentale, spirituelle.

La santé s'articule autour de trois piliers fondamentaux qui se complètent et s'articulent entre eux.

*« La santé est un état de complet bien-être physique, mental et social et ne consiste pas seulement en une absence de maladie ou d'infirmité. »*

**Préambule des principes de constitution de l'OMS (Organisation mondiale de la santé)**

*Nourrir nos besoins*

De quoi l'organisme humain a-t-il finalement besoin pour être en bonne santé ? C'est une question essentielle ! Avant de répondre extérieurement à un déséquilibre, ne devrait-on pas porter le regard sur la satisfaction de nos besoins et de nos hygiènes personnels[1] ? Les éclairer sereinement, c'est apprendre à se connaître, combler les vides et satisfaire tous les espaces qui nous constituent. Le jeûne et les diètes nous invitent à les rencontrer. En allant plus loin et en s'appuyant sur notre système occidental des quatre éléments, nous obtenons une structure quaternaire qui reflète l'intime complexité de l'être humain. Notre fonctionnement est fondamentalement lié au rythme des saisons.

1. Du grec *hygée* ou *hygie,* signifiant à la fois « santé » et « hygiène ».

| Air printemps | Feu été | Terre automne | Eau hiver |
|---|---|---|---|
| Respiration, oxygénation | Digestion, catabolisme | Structure, anabolisme | Circulation, fluidité |
| Ouverture au sensible : musique, poésie, contemplation, nature. | Ouverture à la vitalité : expression de la joie et de l'enthousiasme, élan de vie. | Ouverture au corps : libération du mouvement, déverrouillage articulaire et ancrage. | Ouverture à l'émotionnel : libération des pleurs, évacuation des toxines. |

Chaque élément demande une « nourriture » spécifique, et participe à l'épanouissement de notre être dans sa globalité. Ils se nourrissent également entre eux et s'équilibrent. Les changements de saison sont des temps propices au jeûne et temps de diète. Ils permettent de réaligner notre physiologie et nous préparent à l'accueil de nouvelles énergies.

Le jeûne nous propose de rencontrer ces différentes « nourritures ». Chaque élément étant une possible porte d'entrée à une expérience de rencontre unique avec soi-même.

### *Un carrefour entre les traditions ancestrales et la recherche de pointe*

Le jeûne n'est pas une pratique récente. Depuis la nuit des temps, il ponctue la vie des hommes au travers de traditions religieuses, médicales ou lors de pratiques de « bon sens » qu'utilisaient spontanément nos ancêtres.

L'Ayurvéda, médecine traditionnelle de l'Inde issue des textes védiques (plus de 4 000 ans), recommande ainsi une journée liquide par semaine et des jeûnes ponctuels plus longs.

La médecine traditionnelle chinoise[1] (1250 avant J.-C.) préconise le Bi Gu : le jeûne purificateur qui fait partie des outils thérapeutiques de cette approche traditionnelle ancestrale.

Hippocrate de Cos (460-377 avant J.-C.), considéré comme le « père » de la médecine, recommandait des diètes et des jeûnes courts plutôt que des remèdes et de la chirurgie[2]. Il est à la base du diagnostic et évoquait la qualité des humeurs[3] – les liquides de notre corps – en préconisant le jeûne dans le cas de surcharge et de toxines car « celui-ci purifie et assèche les humeurs impures ».

Le jeûne, c'est aussi plus récemment l'histoire de pionniers, de médecins, d'hygiénistes et de fortes personnalités qui, souvent à contre-courant de la pensée « officielle », contribuèrent à son renouveau. Retenons ici le célèbre Otto Buchinger, médecin militaire et père de la fameuse clinique en Allemagne qui se remit en 1920 d'un rhumatisme articulaire aigu après avoir jeûné. Aux États-Unis, c'est le Dr Edward H. Dewey qui sauva son fils d'une diphtérie en 1877 puis Herbert M. Shelton qui, à sa suite, supervisa plus de 30 000 jeûnes et publia de nombreux livres dont le célèbre *Le jeûne*[4]. Il fut d'ailleurs l'un des grands vulgarisateurs de cette approche, même s'il dut faire face à de nombreuses critiques à l'époque. Dans les années cinquante, les Russes,

---

1. Le premier traité de médecine chinoise connu est le Huangdi Nei Jing, compilé plus récemment entre -400 et -200 av. J.-C.

2. KIEFFER Daniel, *Encyclopédie historique de la naturopathie : des pionniers aux naturopathes actuels*, Jouvence, 2007.

3. Du latin *humor*, signifiant « liquide ». L'humorisme était une doctrine médicale ancienne mettant en lien les altérations des liquides du corps avec les maladies.

4. SHELTON H. M., *Le Jeûne*, Le Courrier du Livre, 1994.

sous l'impulsion du psychiatre le Dr Nikolaïev, découvrirent les effets du jeûne sur les pathologies psychiatriques allant même jusqu'à une reconnaissance officielle dans les années soixante-dix. Ainsi depuis 1995 dans la plaine sibérienne, au bord du lac Baïkal, le sanatorium de Goriachinsk accueille des jeûneurs pour traiter de nombreuses pathologies courantes : diabète, hypertension, asthme, rhumatismes, allergies, etc.

**Les travaux de Valter Longo**

En 2008, les travaux de Valter Longo ébranlèrent le monde médical et jetèrent un nouveau regard sur cette approche encore trop souvent décriée. Il observa sur deux groupes de souris – auxquelles il avait inoculé un cancer et injecté de la chimiothérapie – une différence stupéfiante. Pas une souris du groupe de celles qui mangeaient ne resta en vie, contrairement à celles du groupe qui jeûnait.

Les cellules en état d'adaptation au jeûne deviennent en quelque sorte « super » résistantes alors que les cellules cancéreuses sont affaiblies (notamment par la carence d'apport de sucre). Ce métabolisme potentialise les effets de la chimiothérapie et limite ses effets indésirables. Les dernières publications[1] de Valter Longo renforcent l'idée que le jeûne peut se révéler être un pilier fondamental de la prévention du cancer et du vieillissement, grâce à la baisse notamment

1. « *Fasting: Mechanisms and Clinical Applications* » *ou comment la cellule en période de jeûne devient « super résistante », op. cit.*

des taux d'IGF-1[1] et d'insuline lors de la restriction calorique.

En 2016, le prix Nobel de médecine a été attribué à Yoshinori Ohsumi, professeur à l'Université de technologie de Tokyo pour ses travaux sur les mécanismes de l'autophagie !

**L'autophagie**

L'autophagie[2], ou plus littéralement « se manger soi-même », est un phénomène de réparation des cellules qui s'opère au cœur du vivant. Le corps est ainsi en capacité de se recycler pour récupérer de l'énergie en utilisant des déchets ou de se débarrasser d'éléments pathogènes comme des virus ou des bactéries logés dans nos cellules. Cette capacité de recyclage est amplifiée lors d'infections, de stress ou de jeûne[3] !

Les temps actuels marquent cette rencontre entre les sciences de pointe et le savoir des traditions ancestrales. C'est un véritable carrefour qui oblige chacun à se considérer l'un l'autre, plus de séparations, plus de frontières, une réconciliation qui

1. De l'anglais *Insulin-Like Growth Factor-1* (littéralement, *facteur de croissance 1 ressemblant à l'insuline*), facteur de croissance qui, avec l'insuline, est responsable de l'accélération du vieillissement et de l'augmentation des cancers (Fontana et al. 2010).

2. Découvert en 1963 par le Belge Christian de Duve, prix Nobel de médecine en 1974.

3. SALTHUN-LASSALLE Bénédicte, « Le prix Nobel de médecine 2016 récompense les travaux sur l'autophagie », www.pourlascience.fr, octobre 2016.

s'amorce et signe l'émergence d'une véritable médecine intégrative[1].

*Le jeûne dans la nature*

Encore une fois, il est si simple et si bon d'observer la nature ! La naturopathie explore dans son essence ce que l'on pourrait nommer le « biomimétisme », c'est-à-dire l'idée de s'inspirer de la nature pour comprendre notre fonctionnement. Le terme « naturopathie » est d'ailleurs une contraction de *Nature's path* ou « chemin de la nature[2] » dans sa traduction américaine.

Le regard est sans cesse porté vers le vivant. Son fonctionnement ouvre des horizons de compréhension de notre physiologie d'une telle simplicité ! Et la nature est parsemée d'exemples de jeûne, regardons plutôt !

Chez le manchot empereur, mis en lumière par les travaux d'Yvon Le Maho, c'est une histoire de famille. Après la ponte, la femelle part se réalimenter en mer après 40 jours de jeûne. Les mâles assurent seuls l'incubation des œufs et jeûnent sur une durée moyenne de 115 jours[3]. L'hibernation peut s'apparenter à des mécanismes d'adaptation proche du jeûne. Le métabolisme y est ralenti, et le corps use de ses réserves sur des périodes spécifiques. La

1. Une médecine qui intègre diverses approches complémentaires dans le suivi d'un patient : allopathie, médecines douces, homéopathie, psychothérapie, etc.

2. Terme forgé par John H. Scheel en 1895 et repris par la suite par Benedict Lust.

3. Y. Cherel, J.-P. Robin, Y. Le Maho, « Les trois jeûnes du manchot royal. Comparaison avec le jeûne de reproduction du manchot empereur », revue d'écologie en ligne, *La Terre et la Vie*, vol. 43, 1988.

marmotte hiberne ainsi pendant cinq mois et demi après avoir constitué ses réserves en automne. L'ours hiberne également en ralentissant son métabolisme et en utilisant ses graisses de réserve, il se préserve du froid dans sa tanière pendant parfois plus d'une centaine de jours. Les saumons sauvages, lors de leur remontée de rivière, jeûnent. C'est le cas aussi des oiseaux migrateurs qui parcourent des milliers de kilomètres sans s'alimenter ni boire.

**À noter**

Le réflexe de jeûne est associé au repos, au ralentissement et, chez l'animal, correspond à des périodes spécifiques dans lesquelles l'organisme doit s'adapter : ralentissement métabolique pour l'hibernation ou demande d'énergie accrue pour les saumons ou les oiseaux migrateurs, par exemple.

En cas d'adaptation majeure face à un environnement extérieur particulier, le jeûne favorise un meilleur métabolisme et permet de réagir plus efficacement au stress occasionné. L'organisme devient « super-résistant », tout le « vital » s'organise pour prolonger la survie au maximum. Grâce aux travaux d'Yvon Le Maho, nous savons que ces mécanismes sont présents chez l'homme mais qu'ils sont certainement trop peu sollicités face à l'abondance alimentaire. Grâce aux jeûnes menés ponctuellement sur l'année ou plus régulièrement au quotidien, nous réactivons cette capacité d'adaptation qui transforme le métabolisme en le laissant faire « ce qu'il a à faire ». Nous réveillons « l'animal » en nous, redonnant la primauté au corps, à ses sensations, son instinct et son équilibre intérieur.

### « Aux sources de l'être », la dimension spirituelle du jeûne

Dans nos vies modernes où le temps semble s'accélérer de plus en plus, où l'on doit mener de front une vie professionnelle et familiale riche et parfois complexe et au cœur de sociétés exigeantes où les sollicitations sont constantes et multiples, le jeûne semble se dessiner comme une bouée de sauvetage, un phare lumineux, un rappel à soi, né d'une sagesse intemporelle.

Au cœur des grandes traditions spirituelles, le jeûne est décrit comme une grande purification du corps, du cœur et de l'âme qui replace l'homme en face de ses besoins profonds. Il ponctue la vie du pratiquant et offre un temps de « retraite », de pause et de retour à soi.

Toutes les religions font mention de cette pratique : du ramadan de l'islam au Yom Kippour et Tisha Beav du judaïsme en passant par le carême des chrétiens d'Orient et d'Occident. Beaucoup de rites initiatiques proposent des périodes de jeûne permettant de mobiliser nos ressources profondes en nous invitant à laisser de côté temporairement nos « béquilles » extérieures. Avant une quête de vision chez les Amérindiens par exemple ou la veille de l'Eucharistie pour les orthodoxes, le jeûne est une proposition à revenir à soi, à ses ressources personnelles. La recherche de nourriture n'est plus tournée vers l'extérieur, mais vers nos profondeurs comme une invitation à considérer d'autres sources « d'aliments ».

C'est un temps aussi pour revenir à ce qui est essentiel. Dans le manque, nous prenons conscience de nos trop-pleins. C'est une véritable invitation à revenir à ce qui est important dans nos vies. Même si l'approche peut paraître ascétique, voire austère pour certains, elle permet deux grands passages que tout jeûneur pourra expérimenter en dehors de tout contexte religieux : le lâcher-prise et le retour de la confiance en soi.

*La porte du lâcher-prise*

**Entendu lors du tour de parole de fin de semaine de jeûne**

« À chaque jeûne, j'ai trouvé ce que je suis venu chercher… »

Dans le jeûne, l'homme lève un bout du voile de l'ego. Il est en effet bien difficile de jeûner sans plonger quelque part dans notre vulnérabilité. La sensibilité y est exacerbée et les ressentis corporels sont décuplés même lors de jeûnes de courte durée. Tous nos sens sont mis en éveil lors du jeûne. Nous éloignons naturellement et spontanément tous les artifices extérieurs, source d'anesthésie de nos sens : télévision, portable, parfums trop forts, musiques bruyantes, vêtements trop serrés, pollutions, drogues, comportements addictifs, etc. Le ressenti, l'intuition et la sensation peuvent enfin se déployer entièrement, sans contraintes.

Cette libération sensitive peut parfois être déroutante car inhabituelle ! Tout est perçu plus profondément, plus intensément. C'est une plongée enivrante dans ce « moment présent[1] » tel que Eckhart Tolle le décrit dans son ouvrage majeur. Cette bienfaisante mise à nu met une lumière sur nos excès et « exhume » nos désirs profonds, nous révélant à nous-mêmes. On lâche les valises, on dépose les « masques ». L'absence de nourriture nous confronte à nos « trop-pleins » quotidiens et nous permet de revenir à nos qualités profondes. Notre corps va devoir en effet s'adapter à l'absence de nourriture physique. Cette adaptation nécessite un certain lâcher-prise qu'il est parfois difficile à saisir tant la privation de nourriture peut paraître pour certains, incompréhensible voire dangereuse !

Pour nous, Occidentaux, le jeûne peut réveiller de douloureuses mémoires de famines, de guerres et de malnutrition. Il suffit de voir les rayons de supermarchés vides de farine, sucre, lait et huile en cas de grèves généralisées ou d'événements climatiques ! La peur nous guide et les médias savent bien la faire fructifier. Cette peur est souvent présente quand vous signalez à votre entourage votre envie de jeûner, laissant parfois l'envie de garder ça pour soi. Un seul mot : expérimentez ! Libérez-vous des croyances erronées et écrivez votre propre histoire ! *Qui est le pilote ? Vos peurs ou vos désirs profonds ?*

Ces comportements sont ancrés profondément en nous et s'activent tels des programmes automatiques. Même s'ils ont été utiles à un moment donné de votre histoire (ou celle d'autres), ils n'ont

---

1. TOLLE Eckhart, *Le pouvoir du moment présent – guide d'éveil spirituel*, J'ai Lu, 2010.

plus lieu d'être. Lors de jeûnes accompagnés, cette étape est au préalable parfois ponctuée de remontées émotionnelles, de colères, d'agacements. Ce sont les derniers soubresauts de nos croyances et idées reçues que nous avons intégrées pour évoluer dans le monde. Il est temps de les quitter !

Le lâcher-prise n'implique pas de renoncer à quelque chose ! Au contraire, il invite à l'accueil, comme une main ouverte, la paume vers le ciel, fort de nos expériences, ouvert sur l'avenir. Il est question de le rencontrer au cœur de notre corps et de libérer nos tensions musculaires résiduelles. Celles notamment dont nous n'avons même plus conscience. Le jeûne permet de mettre en lumière ces espaces de crispations et de tensions liées à des automatismes adaptatifs.

Quelque part l'invisible, le caché ou l'oublié se manifestent pour être retraités, digérés et assimilés.

*Le retour de la confiance en soi*

Une fois le lâcher-prise installé, il est plus facile de revenir à la confiance en soi. Au bout de quelques heures ou quelques jours de jeûne, on observe un apaisement. Les tensions se relâchent et les peurs liées au manque s'estompent. La peur est bien évidemment le fondement de nos systèmes de défense. Inculquée depuis le plus jeune âge, elle conditionne nos choix à chaque instant. Priorisant normalement la voie de la moindre souffrance, elle peut s'immiscer plus largement dans la majorité de nos directions de vie. Nos potentialités en sont alors limitées, voire annihilées.

Jeûner est un excellent moyen de revenir dans notre plus profonde confiance. En choisissant consciemment la restriction calorique, nous reprenons le pouvoir sur des automatismes inconscients.

**Marie, après un jeûne de 3 jours**

« Il était pour moi impensable de sauter un seul repas. Me voilà sereine, prête à rencontrer la vie, sans aucune appréhension. »

Les témoignages de jeûneurs sont édifiants. Sur quelques jours à peine, les transformations sont immédiates. Confiance, liberté, estime de soi. Le jeûne efface nos frontières personnelles limitantes. Dès lors, plus rien n'est impossible !

*L'expérience de la nourriture immatérielle*

En jeûnant, nous revendiquons fortement que la nourriture physique seule n'est pas tout. C'est un cri vers l'absolu, vers d'autres formes d'aliments, vers une nourriture spirituelle[1].

Nourrissons-nous convenablement toutes les dimensions qui nous constituent ? Les besoins physiques sont généralement bien connus mais ils ne constituent pas tous nos besoins. Nos besoins en protéines, glucides, lipides, vitamines, minéraux et autres sont certes indispensables, ce sont les briques qui, associées, bâtissent notre corps physique. Mais est-ce tout ?

1. Nous définissons ici la spiritualité philosophiquement comme l'opposition de la matière et de l'esprit dénuée d'aspects religieux.

Lors d'un jeûne, nous coupons volontairement le robinet de la nourriture. Le corps s'ouvre alors à d'autres réalités plus spontanément.

♦ **La respiration**

La quantité et la qualité de l'air, au travers de la respiration et du Prâna, bien connu du yoga, est une véritable nourriture. Bien pratiquée, la respiration apporte l'oxygène à nos cellules et surtout toute l'énergie nécessaire ! N'oublions pas que sans oxygène, il n'y a pas d'énergie.

### Respiration et énergie

Nos mitochondries, véritables usines de production énergétique au cœur de la cellule, l'utilisent pour transformer les nutriments issus de la digestion. Une molécule de glucose, par exemple, donne sans oxygène seulement deux molécules d'ATP[1], alors qu'en présence d'oxygène, la même réaction donne trente-six molécules d'ATP.

Par ailleurs, l'oxydation des graisses après quelques jours de jeûne bat son plein et qui dit oxydation dit oxygénation ! Jeûner, c'est l'occasion de retrouver tous les bienfaits de la respiration indispensable à la vie.

Vous trouverez des exercices pratiques de respiration qui vous permettront d'accompagner et de développer votre souffle en réintégrant la respiration

1. ATP : adénosine triphosphate, molécule de stockage et de transport d'énergie pour la cellule.

libre et complète dans votre vie. C'est une clé fondamentale qui stabilise notre mětabolisme. Notre respiration se place en intermédiaire entre nos fonctions nerveuses et métaboliques ou de manière plus imagée entre les énergies du Ciel et de la Terre.

| **Pôle neurosensoriel** | **Pôle rythmique : respiration et circulation sanguine** | **Pôle métabolique** |
|---|---|---|
| Système nerveux, réflexion, compréhension, programme d'adaptation et de survie, communication avec l'extérieur. | Distribution, répartition, mise en mouvement des entrées issues du digestif, circulation de l'air et du sang = vitalité. | Assimilation des nutriments, anabolisme, catabolisme. |

La respiration intimement associée à la circulation sanguine est la clé d'équilibration de nos systèmes d'adaptation. Elle permet d'agir sur l'équilibre du système nerveux autonome.

♦ **Nourrir le mental autrement**

Notre mental est une formidable machine, capable d'associations complexes et de réflexions compliquées. Il élabore, analyse, structure, rationalise et solutionne à une vitesse incroyable. Mais comme toute mécanique complexe, il a besoin de repos. Lors du jeûne, il est important de le nourrir plus simplement. Un bon livre, quelques notes, ou pourquoi pas un temps plus créatif – autour de la peinture, du dessin, de la poterie, du chant – lui permettront de se reposer.

La méditation est essentielle à pratiquer plus intensément lors de période de jeûne. Cette phrase de Christophe André[1] est tout à fait pertinente : « *Le jeûne est au corps ce que la méditation est à l'esprit.* »

Au travers du jeûne, tout l'être est traversé par l'expérience du manque impliquant des répercussions sur chacune des réalités le constituant : de la matière dense de nos corps à la lumière subtile de l'esprit.

Vous pensez que la méditation reste une pratique d'initié psalmodiant des mantras compliqués ?

### Les ondes « Alpha »

Savez-vous que rien qu'en fermant les yeux et en respirant plus profondément notre cerveau ralentit sa fréquence et manifeste des ondes dites « Alpha » ? Celles-ci sont proches de celles émises par la Terre, elles synchronisent efficacement nos deux hémisphères cérébraux et permettent ainsi une plus grande concentration, une meilleure mémoire et un relâchement des tensions nerveuses. Le mental est ainsi mis en « veilleuse » et laisse notre intuition se manifester plus spontanément.

#### • Nourrir l'être pour sortir de l'avoir

Dans le jeûne, le corps recherche de l'énergie à partir d'éléments qu'il va recycler : il n'est plus dans une recherche de nourriture extérieure. Il va revenir

1. Psychiatre et psychothérapeute français, auteur notamment de *Méditer, jour après jour : 25 leçons pour vivre en pleine conscience*, L'Iconoclaste, 2011.

ainsi plus intensément à ses ressources personnelles, à ses qualités profondes et non plus à des besoins extérieurs. Il est ainsi plus libre. Cette expérience de liberté est enivrante dans l'expérience du jeûne, elle nous porte et nous transforme profondément.

Il est alors possible de mener une véritable réflexion sur nos besoins extérieurs et de les transformer par la suite. Nombreux sont les jeûneurs qui spontanément n'ont plus besoin de « fumer autant de cigarettes » ou de se plonger des heures durant dans leur téléphone portable ou leur ordinateur. Ces changements se manifestent sans contrainte, ils s'imposent d'eux-mêmes, le corps n'en a plus « besoin ». L'ordinaire, l'habituel et l'ennuyeux deviennent progressivement l'incroyable et l'exceptionnel.

Chaque minute de la vie devient une expérience magique. Le chant d'un oiseau, le bruit de la pluie, le crépitement d'un feu nous replongent dans la simplicité et la beauté du moment. La nature éveille tous nos sens quand nous jeûnons ! Serait-ce de sa part un cadeau pour revenir à l'instant présent et redécouvrir ainsi la beauté de « ce qui est » ?

*« Où cours-tu ? Ne sais-tu pas*
*que le ciel est en toi [1] ? »*
**Christiane Singer**

Le jeûne propose d'explorer intimement nos besoins, il nous invite à nous poser les grandes questions : où j'en suis ? Dans ma vie, dans mes choix, mes relations, mes désirs, etc. En débranchant temporairement tous nos stress et interactions extérieures,

1. Titre de son ouvrage publié en 2001, Albin Michel.

nous mettons en lumière les espaces non irrigués, les terres arides de notre être qui demandent à être nourris. Le jeûne nous lance dans une quête d'autonomie.

**Récupération de l'énergie lors du jeûne**

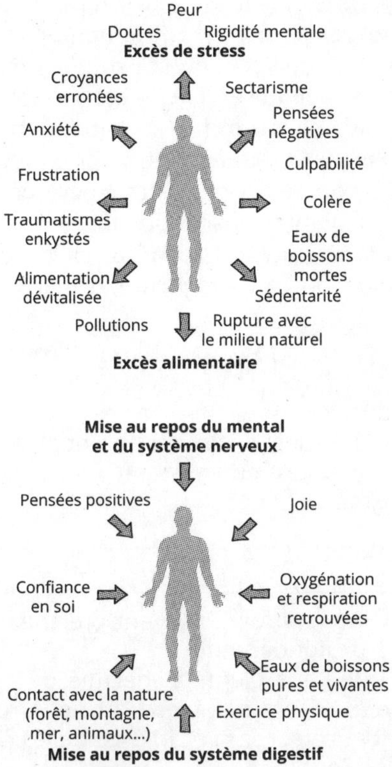


Dans nos vies actuelles, de nombreuses sollicitations extérieures contribuent à la perte de notre énergie. Le stress et les excès alimentaires sont les deux grands facteurs de dévitalisation que le jeûne peut transformer.

La mise au repos du système digestif et du système nerveux permet ainsi un afflux d'énergie important que notre métabolisme pourra utiliser pour se régénérer. D'autres facteurs peuvent ainsi renforcer cet apport de vitalité : le contact avec la nature, l'exercice physique, les pensées positives, par exemple, permettront de renforcer cette mise en route de nos forces de vie.

L'énergie est ainsi concentrée sur l'adaptation métabolique qui se met au service du corps. Nous lui redonnons ainsi la primauté, lui laissant mettre en place toute l'intelligence organique du vivant. Cette épuration du « terrain » ou de notre « terre » permet de préparer nos futures « plantations ». Quelles graines avez-vous envie d'y planter ? C'est le moment de donner une nouvelle coloration à votre jardin, d'aller vers « vous ».

***Le jeu des graines***

Imaginez que vous avez cinq graines à planter en terre. Ce sont cinq envies, désirs ou potentialités que vous aimeriez voir éclore en vous.
Mes cinq graines sont :

---------------------------------------------------------------------

---------------------------------------------------------------------

Installez-vous confortablement, fermez les yeux et respirez profondément.
Imaginez que vous plantiez chacune de ces graines dans votre terre fertile et bien nourrie. Arrosez généreusement et célébrez avec joie les belles plantes qui vont s'y développer.

## CHAPITRE 2

# Votre corps sait faire !

*« L'autosuffisance, c'est le bonheur. »*

**Lao Tseu**

### Les systèmes d'autorégulation

La vie est une adaptation constante. Dès la naissance, l'être est propulsé dans un environnement dans lequel il doit s'adapter à chaque instant afin de vivre le plus longtemps possible. Il quitte ainsi le réconfortant ventre maternel dans lequel il était nourri via le cordon ombilical. À ce moment-là, il n'avait pas à se soucier de quoi que ce soit, tous les besoins vitaux étaient comblés par maman. Dès le moment où l'air emplit ses poumons, le bébé doit lancer des mécanismes d'adaptation[1].

Heureusement, il n'a en réalité pas vraiment besoin d'y penser car tout se fait automatiquement grâce à notre fameux système nerveux autonome (SNA) ou système nerveux végétatif (SNV), pierre

1. En réalité, il lance des mécanismes d'adaptation bien avant, mais la fonction respiratoire marque une étape d'autonomie majeure, il fait face à « l'extérieur ».

angulaire de notre régulation inconsciente. Il agit de concert avec deux autres systèmes afin d'équilibrer notre métabolisme : le système nerveux entérique et le système hormonal.

**À noter**

L'ensemble de ce système de régulation fut une première fois nommé par Claude Bernard[1] par le terme d'homéostasie, puis reprit par la suite par Walter Bradford Cannon[2]. C'est l'un des concepts les plus importants en biologie et physiologie.

*Le système nerveux autonome : ortho- et para-*

Sa mission est de piloter les fonctions vitales de l'organisme de manière automatique comme la circulation, l'équilibre hydrique, la respiration, le métabolisme. Il est composé de deux branches qui travaillent ensemble par des actions contraires ou antagonistes.

Le système nerveux orthosympathique commande plutôt les actions dirigées vers l'extérieur : le travail, l'action, la réponse d'adaptation aux situations d'urgence. Il est à rapprocher volontiers du « yang » de la philosophie taoïste. Nous le nommerons ici le « guerrier ».

1. Claude Bernard (1813-1878), médecin et physiologiste, à l'origine du « milieu intérieur » et de l'homéostasie.

2. Walter Bradford Cannon (1871-1945), physiologiste américain auteur de *The Wisdom of the Body* (1932).

**Le « guerrier », le yang, branche orthosympathique du SNV.**

*Action*

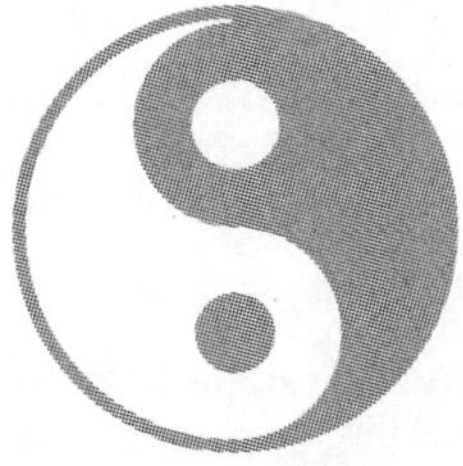

**Le « guérisseur », le yin, branche parasympathique du SNV.**

*Repos*

Le système nerveux parasympathique est tourné plutôt vers des fonctions internes de l'organisme : se nourrir, digérer, éliminer les déchets, le repos, etc. Il est à rapprocher de l'énergie « yin », nous le nommerons le « guérisseur ».

Les deux systèmes travaillent simultanément et doivent s'équilibrer afin d'harmoniser nos fonctions vitales. Face aux sollicitations constantes, aux stress en tout genre, au manque de sommeil, aux excès de stimulants (thé, café, alcool, tabac, etc.), nous surstimulons l'orthosympathique en créant un déséquilibre qui peut s'installer durablement. Cette « hypersympathicotonie » est à la base de nombreux troubles fonctionnels, comme la tension artérielle élevée, les troubles digestifs, l'irritabilité, l'insomnie, etc. L'énergie du guerrier est tournée vers l'action. C'est la fuite ou la lutte. Ce n'est pas le moment de digérer ou de faire une sieste, l'énergie est activée de manière à être présente dans nos muscles, du sucre est libéré, et le cœur et la respiration s'activent pour apporter plus de sang et d'oxygène.

Nous faisons trop souvent appel au « guerrier ». Celui-ci nous permet de nous adapter dans les situations qui demandent de la force physique, de l'attention et répond de manière optimale lorsque la survie est nécessaire. Notre société hyperconcurrentielle où règne la dictature de l'efficacité, de l'excellence et du profit nous pousse à user d'artifices qui activent sans cesse notre « guerrier ».

**Début de journée du « guerrier » contemporain**

« 6 heures, réveil matin, l'alarme quotidienne me fait bondir du lit, après un petit vertige je suis debout, le cœur bat la chamade. J'attrape mon téléphone qui est resté allumé toute la nuit sur ma table de chevet et je regarde mes messages… Pas de mauvaise nouvelle, j'espère… Après une douche éclair, j'engloutis mon petit-déjeuner : jus d'orange, café noir et tartine confiturée… Bisou chéri(e), bisous les enfants… Vite au métro… ! Je traverse la rue et sursaute après un coup de klaxon, le petit bonhomme est pourtant vert, je regarde angoissé(e) s'il n'y a pas d'autres voitures autour de moi… Ah ici, ils refont la peinture, beurk, quelle odeur, je bloque ma respiration. J'arrive au métro et dois jouer des coudes, pardon, désolé(e), non mais faut pas se gêner… J'ai le cœur qui bat, vivement ma cigarette avant de pointer… Ah, enfin je respire, encore une bouffée et je démarre le travail… »

Chacune des situations d'adaptation demande une réponse de notre système nerveux en lien avec les réflexes inconscients de notre cerveau reptilien. Nous possédons un assemblage cérébral fait de trois « couches » ou structures qui s'imbriquent et fonctionnent ensemble. Elles coordonnent nos actions de manière à privilégier la survie et emmagasinent au travers des expériences rencontrées des réflexes automatiques. Ces « programmes codés » qui s'acquièrent avec le temps sont très rapidement activés et permettent une adaptation optimale.

Le jeûne est l'un de ces programmes très anciens conçus pour prolonger la vie même en cas d'alimentation rare ou insuffisante. Réactiver cette fonction demande à laisser le cerveau reptilien instinctif s'activer.

**Trois cerveaux en un**

| Néocortex | Paléocortex ou limbique | Reptilien |
|---|---|---|
| Raison, logique, pensée | Émotion, mémoire, modulation de l'instinct | Instinct, survie, homéostasie |

Le jeûne et la restriction calorique sont perçus comme un stress par notre cerveau reptilien. Pour le « reptile » en nous, pas de détail, seule la survie compte ! Une odeur de peinture suffit à déclencher un réflexe de blocage de l'amplitude respiratoire pour éviter de respirer trop de toxiques.

Nous sommes normalement en capacité de faire face à ces situations à condition d'avoir de la même façon des temps de régulation de notre « guérisseur » : le système parasympathique. Le sommeil, le repos, la méditation et les siestes sont des temps de régulation. L'activité physique volontaire, douce et régulière permet aussi de décharger les excès d'énergie emmagasinés par les hormones déversées par notre « guerrier » lors de situations de stress comme l'adrénaline et la noradrénaline.

**Regardons comme les enfants sont des maîtres en régulation !**

Après une journée longue avec de nombreuses sollicitations de leur système d'adaptation orthosympathique, que font-ils... ? Ils déchargent, ils courent, parfois hurlent et remuent dans tous les sens au grand désespoir de leurs parents. Ils évacuent le trop-plein d'énergie et d'hormones sécrétées dans la journée. Si cette énergie s'accumule sans porte de sortie, elle va créer des contractures et des lieux d'inflammation dans le corps. L'énergie accumulée est bloquée et ne peut pas s'exprimer !

Dans la nature, on retrouve cette particularité. L'animal, après avoir subi un choc traumatique, s'ébroue et bouge dans tous les sens, il libère l'énergie bloquée et s'autorégule[1]. Le jeûne va amplifier le processus, les énergies bloquées et les lieux en inflammation du corps vont remonter à la surface et se réactiver : ceci va permettre une régénération en profondeur.

*Survivre à tout prix : l'homéostasie veille !*

L'homéostasie équilibre à chaque instant nos paramètres vitaux afin de permettre au corps de survivre le plus longtemps possible. Elle assure le fonctionnement correct de la glycémie, équilibre la température, régule nos consommations énergétiques. Elle est l'expression de la vitalité. L'homéostasie se

1. LEVINE Peter, *Réveiller le tigre – guérir le traumatisme*, InterÉditions, 2013.

dirige toujours vers le vivant, vers la survie, elle ne s'embarrasse pas du superflu car elle est l'expression du maintien de la vie dans sa plus pure expression. Lors du jeûne, c'est elle qui orchestre les fonctions métaboliques afin de survivre et de s'adapter.

L'organisme lui aussi s'accorde :

- **La baisse de la température corporelle** permet une épargne des dépenses énergétiques. Au repos, le corps dépense moins qu'en période d'alimentation.
- **La baisse de la tension artérielle** : le corps évacue beaucoup d'eau et avec, quelques sels minéraux. Il y a moins « d'eau dans les tuyaux », la pression baisse, le cœur dépense ainsi moins d'énergie[1].
- **Les modifications hormonales** entraînent une adaptation en profondeur et systémique de l'organisme face à la restriction calorique : baisse de divers facteurs de croissance tumoraux (*insulin-like growth factor-1*, hormone de croissance [GH]...), baisse de l'insuline qui facilite l'utilisation des graisses stockées comme carburant, augmentation du cortisol qui favorise la combustion des sucres en réserve et agit comme un anti-inflammatoire, augmentation de la sérotonine qui favorise l'équilibre nerveux et l'humeur...
- **La baisse de la synthèse protéique** : le corps ralentit la fabrication de protéines afin de lancer un recyclage en interne. C'est comme si on fermait l'usine pour faire un inventaire et retirer les produits périmés. Il recycle les anciennes

1. Lors d'un jeûne de 5 jours, la tension se normalise en dehors de toute médication. J'ai personnellement constaté cette baisse dans de nombreux cas.

structures lors de la néoglucogenèse[1] pour faire de l'énergie et réutilise certains acides aminés essentiels pour maintenir une synthèse minimale de protéines.

Si vous avez besoin de bois de chauffage, choisissez-vous du bois vert et tendre ou du bois mort et sec[2] ? Du bois sec et mort bien sûr ! Au niveau de l'adaptation au jeûne, c'est la même chose, le corps recycle et épure.

*Guerrier ou guérisseur ?*

Ce petit test vous permettra de faire un point sur votre équilibre entre l'action et le repos.

***Test : Quel est votre tempérament nerveux ?***

1. **Votre transit est :**
   ♡. Plutôt lent avec tendance à la constipation.
   ♧. Plutôt rapide, plusieurs fois par jour, et tendance diarrhée.
   □. Alterné entre constipation et diarrhée.
   △. Parfait, 1 à 3 fois par jour, les selles sont bien moulées.

1. Système d'adaptation grâce auquel le corps synthétise du sucre à partir de protéine ou de graisse.

2. Image issue du livre *L'Art de jeûner*, écrit par la directrice de la clinique Buchinger, Françoise Wilhelmi de Toledo.

**2. Votre rythme cardiaque et votre tension sont :**

♧. Plutôt lent, la tension est basse.

□. Irréguliers même sans effort extérieur.

♡. Plutôt rapide, la tension est souvent haute.

△. Bien adapté à la situation, ils se régularisent vite après l'effort.

**3. Votre respiration est :**

♡. Plutôt « haute » et rapide.

△. Bien équilibrée.

□. Irrégulière.

♧. Ventrale et profonde.

**4. Vous marchez :**

♧. Plutôt lentement.

♡. Très rapidement.

□. Vous alternez les deux.

△. Paisiblement, de manière équilibrée.

**5. Vous avez les extrémités (mains et pieds) :**

□. Parfois froides, parfois chaudes.

♡. Souvent froides.

♧. Souvent chaudes et humides.

△. Chaudes et sèches.

**6. Votre sommeil est :**

♧. Lourd et profond, vous dormez beaucoup, votre réveil est lent.

♡. Court et léger, le réveil est tel « zébulon » qui sort de sa boîte.

□. Entrecoupé de réveils nocturnes, vous alternez des nuits courtes et plus longues.

△. Régénérateur, régulier, l'endormissement et le réveil sont faciles.

**7. Vous êtes plutôt :**

♡. Exalté et l'inaction vous insupporte.
♣. Confiant, vous relativisez facilement, mais prenez beaucoup de temps avant de passer à l'action.
□. Dans une alternance entre la déprime et l'euphorie.
△. Dans une stabilité émotionnelle qui vous permet d'équilibrer sainement vos temps de travail et de repos.

**8. Devant une charge de travail importante imprévue :**

□. Submergé par le stress, vous n'arrivez pas à prendre une décision.
♡. Vous foncez tête baissée, vous rentrerez plus tard aujourd'hui.
△. Vous identifiez les priorités à traiter, le reste sera pour demain.
♣. Vous remettez tout à une date ultérieure.

**9. Vous avez plutôt tendance aux :**

♡. Allergies, douleurs musculaires, et inflammations, les symptômes sont plutôt de courte durée.
♣. Infections régulières, grippes, laryngites, etc. Les symptômes sont plutôt chroniques.
□. Spasmophilie, migraines, colites, crampes, vous « collectionnez » les troubles fonctionnels.
△. Vous êtes peu souvent malade.

♦ **Vous avez une majorité de** ♡

Vous êtes de tempérament « orthosympathique ». Vous êtes constamment dans un comportement de défense avec le risque de vous épuiser dans la posture du « guerrier ». Toujours en mouvement, très efficace, vous ne supportez pas la lenteur des autres. Vous relâchez difficilement ou alors à la faveur d'un accident ou d'une grippe, vous êtes alors K.O. pour plusieurs jours. Votre digestion est souvent bloquée avec des gaz, ballonnements et une tendance à la constipation très nette. Attention à l'épuisement et aux excitants (café, alcool, tabac) qui vous maintiennent artificiellement dans cette hyperexcitation. Les carences en vitamine B et magnésium sont fréquentes dans cette situation.

- Lâchez les valises mais ne brûlez pas les étapes !
- Selon votre état de fatigue, commencez par du jeûne nocturne ou intermittent de manière régulière, voire une monodiète. Le jeûne saisonnier viendra ensuite vous installer dans un nouvel équilibre indispensable pour vous.
- Autorisez-vous aussi des siestes courtes et fréquentes.
- La pratique de l'exercice de la « Fonte de la glace » vous permettra de relâcher les tensions et de libérer votre énergie de récupération.

♦ **Vous avez une majorité de** ♧

Vous êtes plutôt de tempérament « parasympathique ». Vous aimez prendre votre temps et le « guérisseur » est à l'œuvre chez vous. De nature plutôt habitudinaire, vous êtes facilement sédentaire. Vous avez une excellente capacité de récupération et de digestion. Vous prenez les problèmes avec sagesse et philosophie. La régularité ne vous fait pas peur et vous rentrez facilement dans le processus du jeûne car vous vous y êtes bien préparé ! À l'excès, ce tempérament peut vous empêcher d'aller au bout des choses et de terminer un processus car l'effort vous incommode quelque peu. Attention à la prise de poids et aux symptômes liés aux surcharges de l'organisme.

- Donnez-vous des objectifs à mener jusqu'au bout : un jeûne de 3 jours par exemple bien prêparé avec des exercices quotidiens de yoga. La pratique de « l'Appel du vital » et du « Mouvement pur chamanique » détaillés en fin d'ouvrage relanceront votre énergie animale.

**♦ Vous avez une majorité de ☐**

Vous êtes de tempérament « dystonique ». Vous alternez les deux extrêmes, avec des hauts et des bas de votre énergie parfois sur une même journée. Votre vitalité fluctuante spasme facilement votre organisme, provoquant des alternances de transit, des moments de fatigue ou des états de grande joie ponctués de légères déprimes. Attention à la prise d'excitants qui favorise par la suite cette alternance et ne propose pas de retrouver un état d'équilibre.

- Le plus important ici est de mettre de la régularité, d'apaiser et de réconforter.
- Mettez en place des jeûnes nocturnes de 12 à 16 heures ou une monodiète, une journée par semaine de manière régulière.

- Une fois que vous retrouvez de l'équilibre au quotidien, lancez-vous dans un jeûne saisonnier.
- Les exercices respiratoires seront ici d'un grand bénéfice : la respiration complète équilibrera le système nerveux efficacement. La pratique de la cohérence cardiaque au quotidien vous permettra de retrouver cet équilibre intérieur qui ne vous a jamais quitté.

◆ **Vous avez une majorité de △**

Vous alternez très justement entre l'action et le repos. Votre physiologie est équilibrée dans un modèle d'harmonie. Vous avez une bonne gestion des émotions. Vous vous connaissez et savez dire « non ». Cet état est difficile à atteindre dans des contextes stressants, mais à la faveur de vacances de plusieurs semaines par exemple, il peut se manifester.

- Il s'agit d'ancrer cette bonne gestion du système nerveux autonome.
- Pratiquez à la fois des jeûnes quotidiens hebdomadaires et des jeûnes saisonniers annuels qui inscriront cette bonne physiologie de manière durable.
- Tous les exercices proposés vous accompagneront favorablement, plus particulièrement « la séquence de yoga » et la « méditation de la reconnexion au cœur » qui vous inviteront à une pratique journalière.

*Le système nerveux entérique*

Logé au cœur de notre intestin, ce système nerveux fonctionne en lien avec les branches « ortho » et « para », notre « guerrier » et « guérisseur ». Certains auteurs le nomment volontiers notre deuxième cerveau et la littérature abonde d'explications quant à son fonctionnement et le rôle sur notre santé physique et aussi psychique. Il comporterait environ 500 millions de neurones[1] et secréterait la majorité des neurotransmetteurs[2], dont la sérotonine pour 95 % de sa production. Quand on connaît l'action de cette hormone sur la gestion de nos émotions, le lien entre l'équilibre intestinal et psychique est indéniable.

**À noter**

La sérotonine est un neurotransmetteur essentiel pour la gestion de nos émotions. Elle entre dans l'équilibration de certains comportements comme l'humeur ou l'émotivité. Elle possède également une action sur le sommeil et sur les troubles du comportement alimentaire.

Ce rapport entre nos états émotionnels et l'état intestinal ne date pas d'aujourd'hui. Edward Bach, le père des élixirs floraux, avait expérimenté en son temps ses « nosodes » ; sept vaccins liés à des souches bactériennes intestinales qui équilibrent nos états psychoaffectifs. Le type de bactérie présente dans notre flore intestinale aurait un impact sur nos émotions !

---

1. YOUNG Emma, « Gut Instincts: The Secrets of Your Second Brain », *New Scientist* (en ligne), 12 décembre 2012.

2. Définition : substance qui permet de transmettre l'influx nerveux entre les neurones. Ces cellules nerveuses sont les unités fonctionnelles de base du système nerveux.

Le cerveau entérique ou intestinal gère et traite directement la digestion, dont le mouvement « péristaltique »[1] et la sécrétion des enzymes. C'est une formidable machine qui s'adapte en temps réel afin d'assimiler les nutriments essentiels et d'évacuer les résidus issus de la digestion.

**Alors, quel est véritablement le premier cerveau ?**

Si nous regardons l'évolution, le cerveau entérique a évidemment la primauté. Les organismes simples ont d'abord eu à traiter la digestion de substances dans leur environnement immédiat.
Le néocortex (la couche la plus récente) arriva plus tardivement et permit aux organismes plus évolués d'aller chercher leur nourriture en déclenchant des mouvements de coordination nécessitant un cerveau droit et gauche.

Nous méditons volontiers afin de mettre au repos notre cerveau, mais mettons-nous suffisamment au repos notre cerveau « d'en bas » ? L'arrêt de la digestion au travers du jeûne et des temps de restriction calorique permettront de libérer les intestins d'une partie de leur travail. La muqueuse peut ainsi se reconstruire et se régénérer plus facilement[2]. L'effort digestif étant moindre, la flore intestinale est moins sollicitée

1. Mouvement des muscles digestifs provoquant le mouvement de matière ou de fluide.

2. Les cellules de la paroi de l'intestin grêle et de l'estomac se renouvellent très rapidement par rapport à l'ensemble du corps (entre 2 et 5 jours contre plus de 400 jours pour le foie par exemple).

et se normalise. Nous remettons ainsi de l'alternance dans nos vies et de l'équilibre entre l'action et le repos.

*La flore intestinale : les bactéries, des amies pour la vie*

En termes de quantité, nous avons plus de bactéries dans le corps que de cellules, environ dix fois plus[1], ce qui représente plusieurs kilos. La flore intestinale agit en interaction avec notre physiologie, permettant notamment au niveau du côlon de terminer de digérer ce qui ne l'a pas été en amont. Par leur métabolisme, ces bactéries produisent des vitamines dont la K anticoagulante et certaines vitamines B. Des recherches récentes montrent que les flores fécales sont très différentes selon les individus. Une modification du type bactérien peut entraîner une modification du comportement[2].

La flore intestinale est aussi une barrière immunologique très importante de notre organisme. Si elle est saine et harmonieuse, elle stoppe le développement d'autres bactéries ou levures plus pathogènes. Elle s'adapte à notre alimentation mais surtout dans la manière à laquelle nous digérons nos aliments. Les bactéries sont réellement nos amies. Lorsque la digestion est incomplète, due à une mauvaise mastication ou à un défaut enzymatique par exemple (stress, faiblesse du foie ou du pancréas, etc.), celle-ci prend en charge les résidus qui se retrouvent au niveau de l'intestin grêle et du cæcum. Ce travail de la flore intestinale est très bénéfique. La fermentation des fibres non

1. Rodney D. Berg, « The Indigenous Gastrointestinal Microflora », *Trends in Microbiology 4*, 1996.

2. Voir à ce sujet *Le Charme discret de l'intestin*, de Giulia Enders (Actes Sud, 2015).

digestibles et d'autres résidus de nos aliments permet de créer des vitamines B et d'autres nutriments comme le butyrate, qui est la principale source d'énergie des cellules du côlon. Rien n'est laissé au hasard dans notre métabolisme !

Lorsque les résidus non digérés sont trop nombreux, la flore se développe en conséquence et la production de gaz et de fermentation augmente, fragilisant petit à petit l'écosystème de l'intestin. Au-delà de ces aspects plus mécaniques, la flore intestinale est intimement liée à notre rapport avec les événements qui façonnent notre vie. Les recherches de pointe rapprochent depuis peu nos états émotionnels de nos états digestifs. Ce constat fut fait de nombreuses fois au cœur des traditions. L'aliment en tant qu'expérience extérieure se doit d'être mastiqué, purifié, déconstruit, assimilé et évacué. Nos expériences de vie et nos émotions suivent ce même trajet. Nos organes agissent de la même manière, nous invitant à prendre et à assimiler de ces expériences – ce qui nous nourrit – et à évacuer ce qui n'est pas utile. Dès lors, de nombreux troubles fonctionnels prennent un nouveau sens.

Quand une étape n'est pas correctement intégrée, certaines bactéries nous viennent en aide afin que l'expérience soit complètement menée à terme. Ce travail de partenariat entre notre système digestif et notre fonctionnement global résonne avec l'approche de la médecine chinoise qui considère que les émotions suivent le même trajet que nos aliments. Plus récemment c'est l'approche de la psychologie biodynamique et les travaux de Gerda Boyesen[1] sur le

1. La psychologie biodynamique est une approche psychocorporelle créée par Gerda Boyesen dans les années cinquante dans la lignée de Wilhelm Reich.

psychopéristaltisme qui apportèrent un tout nouvel éclairage sur la fonction digestive.

Selon elle, le corps possède « [...] un mécanisme pour dissoudre et résoudre le matériel inconscient et le stress. Ce mécanisme est situé en profondeur, dans le système végétatif. Je l'ai appelé le psychopéristaltisme. Je le considère comme le principal régulateur de la décharge de l'énergie nerveuse, avec la possibilité de "digérer" les névroses[1] et de gérer l'équilibre de l'énergie vitale de l'organisme[2] ». Lors du jeûne, la digestion est mise au repos, les gaz et ballonnements se normalisent et la paroi intestinale se régénère, les mouvements profonds de régulation peuvent se mettre en place.

### *Le système hormonal*

*« Je vous mets au défi de trouver un cocktail de médicaments capable d'avoir un effet aussi puissant que le jeûne. »*

**Valter Longo (devant un parterre de dirigeants de grands laboratoires pharmaceutiques américains)**

Les hormones sont des substances messagères qui déterminent des comportements et agissent sur des mécanismes biologiques. Elles permettent à nos fonctions physiologiques de s'adapter. Un peu comme notre système nerveux autonome, elles permettent de modifier notre métabolisme afin de faire face à une situation particulière. Lors du jeûne,

1. En psychologie : des troubles du comportement dont le sujet a conscience et qui le font souffrir.

2. BOYESEN Gerda et Mona-Lisa, *La théorie biodynamique des névroses, les glouglous merveilleux*, pdf en ligne, 2005.

les hormones sont mises en action, il s'agit pour le corps de s'adapter à un nouveau stimulus : la carence de glucose. Globalement, sur un jeûne de plusieurs jours, le corps va mettre en route diverses étapes : une première phase sera de type adrénergique, c'est la première étape d'adaptation d'urgence, puis la sérotonine va s'inviter et sera essentielle pour la régulation de l'humeur. Enfin, à la reprise alimentaire, la dopamine s'exprime plus fortement, concluant l'expérience par l'hormone « clé » de la récompense. Le corps sécrète son propre cocktail d'hormones puissantes aux vertus revitalisantes. Elles boostent littéralement notre organisme, activant puissamment nos forces de vie.

**Hormones et jeûne**

| | | |
|---|---|---|
| **Phase d'urgence** | Adrénaline<br>Noradrénaline | Mise en place de l'adaptation, activation du système de régulation, « boost » de l'organisme. |
| **Phase de régulation** | Cortisol<br>Sérotonine<br>Hormone de croissance<br>Leptine<br>BDNF : facteurs neurotrophiques | Amélioration de l'humeur, action anti-inflammatoire, utilisation de la graisse corporelle, perte d'appétit, réduction du sommeil, augmentation de la formation de synapses, augmentation des mitochondries, activation et développement des cellules nerveuses. |
| **Réalimentation** | Pic de dopamine | Activation du circuit de la récompense et de la motivation. |

### La BDNF

La BDNF, ou *Brain-Derived Neurotrophic Factor,* est un facteur neurotrophique issu du cerveau. Cette protéine augmente lors d'exercices physiques et en période de jeûne. Elle agit comme un facteur de croissance qui augmente la formation de synapses et de neurones au niveau cérébral. Elle multiplie également les mitochondries – nos usines de production énergétique – apportant un regain d'énergie au système nerveux[1].

Lors du jeûne, le système nerveux se prépare à fonctionner le mieux possible : la survie est engagée !

En contrepartie, certaines hormones habituellement sursollicitées comme l'insuline chutent rapidement lors d'un jeûne ou de périodes de restrictions caloriques. Cette baisse de la production d'insuline par le pancréas est fondamentale dans l'équilibration du métabolisme et la régulation du poids corporel en favorisant l'accès aux réserves de graisse. Elle participe aussi à prévenir l'apparition des cancers. Les hormones sont également les garantes de notre adaptation à long terme dans nos vies. Elles s'activent fortement dans certaines phases de notre vie comme la puberté, la grossesse, une joie intense, un orgasme.

Lors d'un jeûne, le corps relance d'anciens mécanismes d'adaptation et tout ce qui se fait de mieux en termes d'adaptation se retrouve au maximum de

1. www.ncbi.nlm.nih.gov/pubmed/27739595

son expression. Ces mécanismes nous maintiennent en vie même quand la nourriture se fait rare. Les hormones sont l'une des clés de cette adaptation qui a traversé les siècles.

## La nuit, ce jeûne oublié

Que faisons-nous pour la plupart tous les matins ? Nous dé-jeûnons ! N'oublions pas ce jeûne quotidien que notre organisme effectue toutes les nuits ! La nuit, les tensions du corps s'estompent, les muscles, et globalement toutes les structures du corps, se relâchent permettant aux liquides d'emporter les déchets. Ce temps nocturne est fondamental, car il permet de mettre au repos notre métabolisme et notamment d'évacuer les acides fabriqués dans la journée, qui correspondent aux déchets de fonctionnement de nos cellules. D'ailleurs les urines du matin sont souvent plus foncées et riches en acides forts que nos reins évacuent.

### Acides forts et acides faibles

Du point de vue de la chimie, il existe deux types d'acides. Les acides faibles ou volatils sont issus de la dégradation notamment des protéines végétales. Les acides citriques, pyruviques, oxaliques se transforment en acides carboniques et sont expulsés par le poumon via la respiration (et un peu par les reins également). Cette élimination est facile et rapide, à condition de bien s'oxygéner !

Les acides forts sont les acides uriques, sulfuriques et phosphoriques qui proviennent en partie de la dégradation des protéines animales et végétales. Ce sont les reins qui sont chargés de leur élimination, plus difficile que pour les acides faibles[1].

Il suffit de se procurer du papier pH (en pharmacie) pour tester votre acidité. Placez un bout de papier test sous le jet d'urine du matin et deux autres fois dans la journée et notez les résultats sur plusieurs jours. Les urines sont logiquement plus acides au réveil, après un effort physique ou après un repas riche. Lorsque nous dormons, l'organisme produit logiquement moins de déchets que la journée, en effet nos muscles sont au repos et globalement nous dépensons moins d'énergie. Cette période nocturne permet alors de lancer les mécanismes de nettoyage. À condition que le repas du soir ne soit pas trop lourd et compliqué à digérer !

*Le regard de la MTC*

En médecine traditionnelle chinoise (MTC), les méridiens que le chi (l'énergie vitale) parcourt s'activent plus largement sur certaines heures. Le foie notamment – organe clé de la neutralisation des toxines, de l'élimination des déchets et de la gestion des stocks

1. Les poumons expulsent en moyenne 13000 à 15000 nmol d'ions H+ par jour pour les acides faibles et seulement 100 nmol d'ions H+ par jour pour les acides forts.

de l'organisme – s'active pleinement entre 1 heure et 3 heures du matin.

**Circulation de l'énergie dans les méridiens d'acupuncture**

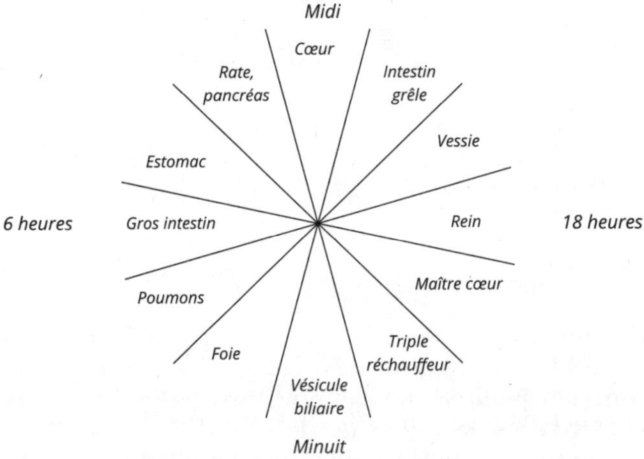


Le gros intestin s'active en fin de nuit, permettant de libérer les selles le matin, puis l'estomac prend le relais pour commencer la journée avec le petit-déjeuner. On retrouve aussi des similitudes avec la chronobiologie et l'étude des rythmes circadiens (de 24 heures) dans notre corps. À 2 heures du matin, le sommeil est le plus profond, c'est justement l'heure d'activation énergétique du foie et de ses fonctions d'épuration ! Nous savons également que les contractions intestinales diminuent la nuit, laissant place au processus de nettoyage. Il est donc facile de s'imaginer que plus le repas du soir est léger, meilleure sera l'action de nos organes, laissant le foie libre d'entamer son processus de revitalisation.

N'avez-vous pas déjà fait l'expérience d'un repas trop riche le soir ? Le sommeil est souvent très perturbé avec la langue chargée et peu d'appétit le matin. On peut aussi observer des réveils nocturnes entre 1 heure et 3 heures, calqués sur l'heure du foie comme par hasard ! Lors d'un jeûne de plusieurs jours, le corps lance ses mécanismes de régénération indépendamment de la nuit, le sommeil est donc souvent modifié, provoquant des nuits plus courtes mais plus profondes. On dort moins, mais on dort mieux.

### *Nuits courtes ? Prise de poids garantie*

En plus d'entraver le bon fonctionnement métabolique et l'élimination des déchets, un manque de sommeil peut même modifier nos comportements alimentaires de la journée. Des études[1] ont souligné que la somnolence diurne (par manque de sommeil) induit une consommation accrue d'aliments à forte teneur en glucides et matières grasses[2].

Le manque de sommeil provoque également des troubles au niveau des hormones régulant la satiété et l'appétit : la leptine et la ghréline.

---

1. CHAPUT J.-P., TREMBLAY A., « Adequate sleep to improve the treatment of obesity », National Center for Biotechnology Information (NCBI), 11 décembre 2012.

2. MORSELLI L., LEPROULT R., BALBO M., SPIEGEL K., « Role of sleep duration in the regulation of glucose metabolism and appetite », NCBI, 24 octobre 2010.

*« Le niveau de ghréline, qui augmente l'appétit, est élevé chez les gens qui manquent de sommeil [...] et on trouve chez eux moins de leptine qui est l'hormone réduisant l'appétit [1]. »*

**Dr Shashank Shah**

*Alléger le repas du soir : un premier pas vers le jeûne*

Combien de repas riches et difficiles à digérer se retrouvent à nos tables parfois bien après 20 heures ? Faites l'expérience d'alléger le repas du soir en quantité et en privilégiant des aliments faciles à digérer : légumes vapeur, céréales légères, etc. Vous verrez que progressivement votre appétit va revenir le matin et que de nombreux troubles fonctionnels peuvent s'améliorer considérablement : fatigue au réveil, troubles de l'humeur, douleurs articulaires, transit irrégulier, etc.

Le repas du soir est celui où vous vous retrouvez en famille après une dure journée de labeur ? Pas de problème, toute la famille gagnera à partager un repas plus simple, frugal tout en étant savoureux. Profitez de ce temps pour partager votre journée avec vos proches, vos ressentis, échangez, faites des projets ensemble. Nourrissez ce temps de repas autrement !

1. Dr Shashank Shah, chirurgien indien, président de l'AIAARO (All India Association for Advancing Research in Obesity).

**Expérimentez un repas du soir léger**

Sur une semaine, prenez le soir un repas très léger, sans rien changer à vos habitudes alimentaires : divisez simplement votre ration par trois ou prenez quelques légumes vapeur de saison ou éventuellement un jus de légumes (frais ou en bouteille) ou un bouillon de légumes.

Bien souvent cette mesure simple permet de relancer la régulation métabolique nocturne. Le foie fonctionne mieux et derrière lui tout notre métabolisme est relancé. L'appétit du matin revient, le corps s'allège d'un ou deux kilos spontanément, le teint s'éclaircit et les idées aussi. C'est pourtant si simple de laisser faire la biologie !

## Les 3 niveaux d'adaptation au jeûne

Le jeûne et la restriction calorique déclenchent une adaptation majeure de l'organisme. Le corps doit pouvoir maintenir un apport régulier de glucose au niveau des cellules afin d'avoir suffisamment d'énergie pour « survivre ». Le taux de sucre dans le sang est compris entre 0,7 et 1,1 gramme par litre. En dessous de 0,7, c'est l'hypoglycémie avec comme symptômes : pâleur, vertige, chute de tension, tremblements, etc. Au-dessus de 1,1, c'est l'hyperglycémie (soif intense, urines fréquentes, déshydratation, etc.).

Le corps va donc, en fonction des apports, combler le manque en sucre par différents mécanismes d'adaptation. Il va puiser dans ses réserves afin d'utiliser les « stocks » pour les transformer en énergie utilisable. Cette adaptation peut se décliner en trois phases : à court, moyen et long terme. Cette classification est bien évidemment à visée didactique et pédagogique. Les différentes phases ne sont pas cloisonnées de la sorte. Elles se lancent en parallèle de manière à prendre le relais de la précédente en limitant les hypoglycémies. Quelques heures après votre dernier repas, le corps va déclencher une cascade de réactions métaboliques pour s'adapter à l'arrêt alimentaire.

*Phase d'urgence : la glycogénolyse*

Le glycogène est une molécule de stockage d'énergie qui va être utilisée lors de cette première étape. C'est dans le foie, les muscles et dans une moindre mesure dans les reins que la réaction va se dérouler. Celle-ci va permettre d'assurer pendant 12 à 24 heures un approvisionnement suffisant en énergie. Le foie stocke 30 % du glycogène. Il s'agit de la réserve d'urgence pour assurer les besoins du cerveau et du système nerveux. La majorité du glycogène est stockée dans nos muscles (70 %) : ce glycogène est réservé aux besoins lors d'un effort physique.

La nature a tout prévu ! En cas de jeûne, sur les premières heures et grâce au glycogène, celle-ci remplit les fonctions vitales de survie : le cerveau est alimenté, assurant les fonctions biologiques, les muscles sont prêts à fonctionner également sans apport alimentaire en cas de fuite ou de lutte ! Fascinante biologie ! Cette phase est dépendante des hormones « toniques » de la phase d'urgence. À ce stade, il n'est pas rare de ressentir plus fortement les battements cardiaques. La tension artérielle peut aussi s'élever. Le stress généré par cette étape d'urgence peut aussi déclencher de la colère, de l'impatience ou de la mauvaise humeur. Pensez bien que vous vous « débranchez » de la perfusion continue et quotidienne de nourriture. Selon votre expérience de jeûne ou de restriction alimentaire, cette étape peut se révéler plus ou moins agréable. Les réserves en glycogène sont limitées : selon les auteurs, elles vont nous permettre de fonctionner pendant 12 à 24 heures. Le corps va devoir utiliser un autre mécanisme pour assurer sa survie : c'est la néoglucogenèse.

*Phase à moyen terme : la néoglucogenèse*

À partir de cette étape, on peut réellement parler d'autophagie ou d'autolyse[1]. Le corps va utiliser deux « substrats » afin de les transformer en sucre pour maintenir les apports énergétiques de l'organisme : les protéines et le glycérol des acides gras du tissu adipeux. Bien que pleinement en place dès la fin du premier jour de jeûne, cette adaptation se fait plus ou moins en continu. C'est comme un deuxième système de sécurité qui assure une régularité dans l'approvisionnement en énergie des cellules. Cette transformation a lieu dans le foie qui va être mis sérieusement à contribution. Ce système permet au passage de régénérer les tissus musculaires, car le corps va privilégier les tissus abîmés ou vieux. Le système digestif étant au repos, le corps va aussi utiliser les protéines de surface de l'intestin, laissant la place à la synthèse de nouvelles cellules lors notamment de la réalimentation.

1. Autophagie : littéralement « se manger soi-même » et autolyse : « auto-destruction ».

L'épithélium intestinal se fait une vraie cure de jouvence même si transitoirement l'utilisation des protéines de surface peut aggraver la perméabilité de l'intestin[1].

**À noter**

Cette épuration des cellules intestinales nous rappelle toute l'importance de bien vider les intestins au début du jeûne par une purge (sulfate de magnésium, ricin ou autre), un lavement ou encore une séance d'irrigation du côlon afin d'éviter la formation de gaz et autres ballonnements possibles en début de jeûne.

Ce passage est logique, toute bonne approche holistique vous dira que l'autorégulation passe par une phase possible d'aggravation des symptômes : la fameuse crise curative liée à l'expression du vital.

*Phase à long terme : la cétogenèse*

Si le jeûne se poursuit, le corps va déclencher une nouvelle adaptation. C'est l'étape où le métabolisme bascule dans le jeûne longue durée. Le corps va générer des corps cétoniques afin de nourrir le système nerveux plus facilement. Par expérience, les corps cétoniques sont sécrétés assez rapidement. L'utilisation de bandelettes de test à cet effet peut facilement le certifier. Selon la pratique de chacun, dès le deuxième ou troisième jour, ces derniers

1. On détaillera toute l'importance de la reprise alimentaire par la suite afin de ne pas solliciter notre digestion trop rapidement.

apparaissent. C'est un peu comme si les trois adaptations se superposaient afin de proposer une parfaite continuité dans l'apport énergétique.

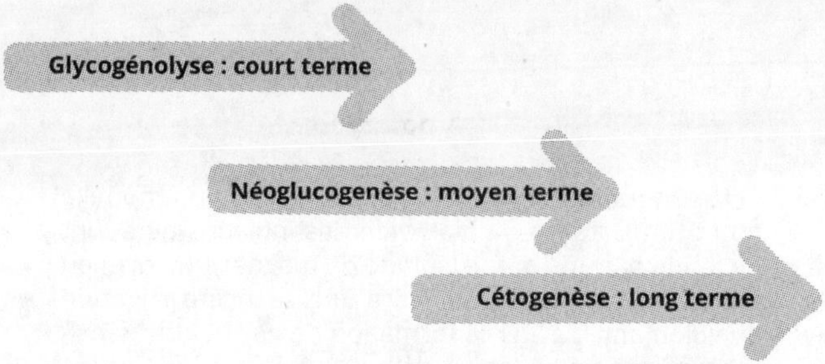


Afin de maintenir la survie le plus longtemps possible, le corps va devoir épargner les protéines. La protéine, c'est le vivant, c'est nous, nos propres tissus musculaires, notre immunité ! Dans ce sens, il va utiliser une nouvelle source de carburant ; plus fiable, plus propre et utilisable très facilement par le cerveau : ce sont les corps cétoniques.

**À noter**

Le bêta-hydroxybutyrate (en majorité), l'acétoacétate et l'acétone sont synthétisés par la dégradation des tissus adipeux dans le foie.

L'utilisation des corps cétoniques permet de limiter l'utilisation des protéines lors du jeûne longue durée. Le corps utilise alors un mélange fait de 80 % d'énergie issue des graisses et de 20 % issue des protéines. Il se propulse dans une adaptation au long cours.

### Avantages des corps cétoniques

Les avantages d'un tel carburant sont nombreux :

- Il est plus facilement utilisable par la cellule car il passe directement dans la phase en aérobiose du cycle énergétique.
- Il passe facilement la barrière hémato-encéphalique et constitue une véritable friandise pour notre système nerveux en augmentant notamment le taux de BDNF, une protéine neurotrophique qui favorise le fonctionnement du cerveau.
- Il génère moins de déchets dans les cellules musculaires car il n'y a pas formation de lactate. Le corps récupère et gère mieux ses efforts.

L'organisme lance donc sa plus complète adaptation pour la survie. Même sans manger, il est capable de survivre. Dans des temps reculés, nous pouvions ainsi chasser et même lutter en n'ayant pas mangé depuis un moment.

## Toxines et toxiques : une question d'équilibre

Tous les jours, notre corps fabrique des déchets issus de notre métabolisme. Ce sont les toxines endogènes comme l'acide urique, les radicaux libres, les fermentations intestinales, divers métabolites intermédiaires toxiques (MIT[1]) – issus de notre production énergétique – et aussi nos cellules qui meurent, laissant la place au renouvellement permanent. Les toxiques sont plutôt des molécules exogènes issues de molécules chimiques, de métaux lourds, de pesticides, de pollutions diverses, de rayonnements électromagnétiques dont le corps devra se défendre afin de maintenir un fonctionnement optimal. Nous avons tout ce qu'il faut pour les traiter et les évacuer grâce à nos émonctoires : ce sont nos organes filtres qui permettent d'épurer le sang des déchets et de maintenir un équilibre vital constant.

**Le pouvoir du foie**

Le foie, en tant que « grand chimiste » en est le chef d'orchestre. Il filtre à lui seul près de 2 400 litres de sang par jour et possède un système complexe de détoxication en trois phases. De nombreuses enzymes sont sollicitées pour son travail, citons notamment les cytochromes capables de dépolluer des xénobiotiques[2] complètement inconnus du vivant ! Il travaille en partenariat avec les autres émonctoires : reins, peau, poumons et intestins.

1. Comme l'acide pyruvique issu de la phase en anaérobiose du métabolisme du glucose.

2. Du grec *xéno* signifiant « étranger » et *bios* signifiant « vie ». Ce sont des molécules non synthétisées par le vivant, le plus souvent des pesticides ou des résidus de médicaments.

**Évacuation des déchets, signes fonctionnels normaux (en blanc) et d'arrêt du jeûne (en gris)**

| | | | | |
|---|---|---|---|---|
| Ictère (jaunisse)<br>Troubles du rythme cardiaque<br>Malaises répétés ← | Nausées<br>Migraines<br>Langue chargée ← | Déchets métaboliques endogènes, toxiques exogènes<br>↓<br>**FOIE**<br>Transforme, neutralise, détoxifie<br>↓ | | |
| | **INTESTINS** | **REINS** | **PEAU** | **POUMONS** |
| | Expulsent vers l'extérieur, purifient les liquides du corps | | | |
| **Manifestations fonctionnelles habituelles lors d'un jeûne** | Gaz, diarrhées, éructations | Urines acides | Boutons, eczéma, rougeurs, transpiration acide et odorante | Haleine chargée, toux, expectorations, rhume |
| **Manifestations de débordements émonctoriels nécessitant de stopper ou de modifier le jeûne** | Colite, gastrite | Cystite, néphrite, crise de goutte, anurie | Urticaire, eczéma géant | Bronchite, asthme |

En cas de débordement d'un ou de plusieurs organes d'élimination par excès de déchets ou par une faiblesse de leur fonctionnement, des symptômes apparaissent. Ce sont les tentatives d'évacuation et de régulation des forces de vie. Lors du jeûne, le corps utilise ses déchets et ses surcharges afin d'en faire de l'énergie, il libère ainsi les toxines et toxiques que le corps a stockés généralement dans les graisses, faute d'énergie suffisante pour les évacuer par les voies habituelles. Des symptômes ou crises curatives peuvent apparaître, signant le profond travail de régulation qui s'opère. Ces troubles légers sont tout à fait normaux et cohérents.

Ils deviennent rarement trop importants pour déclencher des inflammations ou d'autres symptômes, en revanche si c'est le cas, le jeûne peut être remis en question ou adapté. Le foie plus particulièrement sera l'objet de toutes les attentions. Il sera grandement sollicité lors du jeûne et pourra manifester des symptômes fonctionnels habituels : migraine par congestion vasculaire, nausée, langue chargée, congestion veineuse (jambes lourdes, hémorroïdes, etc.). En cas de débordement plus important, il faudra stopper le jeûne (ictère – jaunisse – ou des hypoglycémies répétées pouvant créer des troubles du rythme cardiaque et des malaises).

Sur quelques jours de jeûne, il n'y a habituellement pas de risque majeur : le corps sait s'adapter ! Il faut cependant bien penser que selon nos conditions de vitalité ou d'hygiène de vie, le jeûne peut se révéler trop puissant dans un premier temps. L'installation d'un temps de repos digestif quotidien ou d'une monodiète peut alors préparer très favorablement un jeûne plus long.

### Activer ses émonctoires : je m'hydrate, je bouge, je respire, je médite...

Vous l'aurez compris, tout est histoire d'équilibre entre les entrées et les sorties ! Si nous pouvons agir sur les entrées en modifiant notre alimentation et en choisissant des temps de jeûne ou de repos digestif. Nous pouvons aussi agir sur les sorties !

*Je m'hydrate : l'eau, solvant universel !*

Nous sommes composés à 65 % d'eau, une personne de 70 kilos contient alors 45 litres d'eau, un peu moins au fur et à mesure de notre avancée en âge et un peu plus dans les premiers temps de notre vie. Nous avons près de 28 litres d'eau au cœur de nos cellules, 6 litres entre les cellules, 5 litres dans notre lymphe canalisée et près de 5 litres dans le sang !

L'eau est le vecteur fondamental du vivant indispensable à l'assimilation des nutriments et l'évacuation des déchets, c'est un solvant dit « universel ». Celle-ci baigne les cellules et emporte les déchets : elle est la clé de voûte du fonctionnement de notre métabolisme. Sans eau, pas de fluidité, pas d'échange, pas d'information ! Depuis les travaux de Masaru Emoto sur la mémoire de l'eau et ceux de Jacques Benveniste, nous savons qu'elle est un support d'information fondamental réagissant aux émotions et aux intentions[1]. Tout notre être appelle une ration quotidienne d'eau. D'autant plus quand nous jeûnons, car de nombreuses réactions chimiques de détoxication sont des hydrolyses[2] ; il faut donc de l'eau !

1. Voir à ce sujet *Les messages cachés de l'eau* de Masaru Emoto (J'ai Lu, 2014) et *Ma vérité sur la mémoire de l'eau* de Jacques Benveniste (Albin Michel, 2005).

2. Du grec *hydro* signifiant « eau » et *lyse*, « couper ».

**À noter**

Lors d'un jeûne, il est traditionnellement conseillé de boire 3 litres de liquide par jour en comptant les tisanes, dont au moins 2 litres d'eau pure. Cette quantité est donnée à titre indicatif et ne correspond pas vraiment à la réalité de chacun. La couleur des urines sera votre test le plus efficace de la quantité d'eau à prendre. Si vos urines sont de couleur jaune paille, légèrement plus chargées le matin, votre ration d'eau est correcte. En revanche, trop claires et trop fréquentes, elles signent une fatigue rénale et vous devez réduire votre quantité d'eau journalière.

Plus importante par les déchets qu'elle solubilise, l'eau demande à être pure et peu minéralisée. Elle garde ainsi une capacité « happante » remarquable des déchets. Pour avoir cette bonne capacité d'hydratation, la minéralisation à sec pour 1 litre ne devrait pas excéder 150 milligrammes.

Concrètement, les osmoseurs sont intéressants, mais chers à l'achat. Dans un premier temps, les bouteilles d'eau peuvent convenir (Rosée de la Reine, Mont Roucous, Montcalm, etc.) mais le contenant en plastique peut poser problème au niveau écologique et de la santé. La solution semble être dans l'achat d'un distillateur d'eau et d'un peu de sérum d'eau de mer afin de conserver une petite minéralisation.

Le distillateur est peu onéreux et permet de purifier n'importe quelle eau. Sans ajout de minéraux, l'eau distillée se révèle particulièrement drainante, permettant ponctuellement d'activer l'élimination des déchets. Au quotidien, l'ajout de minéraux sous forme de sérum d'eau de mer (Quinton par exemple) permet d'en faire une eau parfaite.

**Le Sérum de René Quinton**

Le Sérum de René Quinton est un extrait d'eau de mer puisé et filtré dans des conditions spécifiques de stérilité afin de conserver son caractère de milieu vivant. Il contient les 92 corps simples connus et tous les oligo-éléments. C'est un remède de grande valeur. À l'isotonie (à la même concentration que le milieu interne du corps), René Quinton prouva en son temps que ce sérum avait les mêmes propriétés que le sérum sanguin. Des cellules isolées peuvent y vivre sans problème. Il prouva également qu'il était possible de remplacer le sang total d'un animal par du sérum d'eau de mer.

Lors du jeûne, veillez à avoir une bonne qualité d'eau et buvez régulièrement sur la journée. Évitez de boire d'un coup une trop grosse quantité afin de ne pas provoquer une élimination rénale trop rapide.

*Je bouge : le mouvement est une grande clé pour l'activation de l'ensemble des émonctoires !*

« Le mouvement, c'est la vie » ! Nous n'enlèverons rien à cette célèbre phrase de Andrew Taylor Still, le père de l'ostéopathie, en rajoutant que « la vie, c'est le mouvement » ! Être en vie implique des échanges incessants au cœur des cellules comme le mouvement des fluides internes, l'évacuation des déchets, l'assimilation des nutriments. Même dans un repos apparent, le corps bouge, le cœur bat, le sang circule, les poumons se gonflent et se dégonflent. Dans l'immobilité, nous sommes en mouvement.

Les ostéopathes parlent du mouvement respiratoire primaire qui parcourt nos fascias[1], mettant en mouvement toute notre structure au plus intime de la matière.

Pas convaincu ? Voici un test simple à pratiquer.

**À vous de jouer !**

Asseyez-vous tranquillement, fermez les yeux, posez délicatement vos mains sur votre tête au niveau des os pariétaux (de chaque côté de la tête au-dessus des oreilles).

Accueillez sans attendre, touchez sans appuyer. Au bout de quelques instants, vous sentirez un mouvement d'expansion et de rétractation, un mouvement délicat et plus lent que le rythme respiratoire et les battements cardiaques. C'est le mouvement de vie : le MRP (mouvement respiratoire primaire) et plus simplement l'expression du vital et de la biologie organique.

Lors du jeûne, le corps relance les mouvements internes d'autorégulation et expulse les déchets accumulés vers l'extérieur par des forces centrifuges. Dans un temps de jeûne, il est intéressant de rajouter un peu de mouvement afin d'activer nos fonctions d'évacuation, libérer les articulations, activer tous les liquides du corps et faciliter ainsi leur filtration au travers des organes spécialisés appelés émonctoires. Les articulations, au travers des capsules articulaires, se comportent comme de véritables

1. Les fascias sont des membranes recouvrant nos structures anatomiques. Parcourus de mouvements, ils mettent en lien l'ensemble du corps.

« pompes à vide », s'activant sur chaque flexion et extension et provoquant l'entrée des nutriments et l'évacuation des déchets.

Le mouvement facilite la progression de la lymphe, qui est le principal système de drainage des déchets du corps. À l'inverse du système cardiaque, qui est mobilisé par le cœur, le système lymphatique n'a pas de pompe, il dépend entièrement des mouvements, et notamment de la marche, pour s'activer.

**Les effets négatifs de la sédentarisation**

Ils ne sont plus à démontrer. Dès 2002, l'OMS annonçait : « Le manque d'activité physique peut avoir de graves conséquences pour la santé. On lui attribue environ deux millions de morts par an, ce qui amène à lancer un avertissement : la sédentarité pourrait bien figurer parmi les 10 principales causes de mortalité et d'incapacité dans le monde[1]. »

La danse, le yoga, la marche accompagneront très favorablement le jeûne. De nombreux jeûneurs témoignent que c'est un véritable tremplin pour renouer avec l'exercice physique et l'installer par la suite sur du long terme. Vous trouverez en fin d'ouvrage quelques exercices pratiques.

1. « La sédentarité, une cause majeure de maladies et d'incapacités », Organisation mondiale de la santé, who.int, 4 avril 2002.

*Je respire : l'oxygénation au cœur de nos cellules*

Nous pouvons nous passer de manger sur quelques semaines, de boire sur quelques jours, de respirer sur quelques minutes. Nous avons vu que la respiration est une véritable nourriture subtile. Une interface fondamentale entre notre système nerveux et organique. Bien respirer, c'est aussi activer l'oxygénation des cellules et l'évacuation du gaz carbonique et de certains acides. Comme l'hydrolyse de l'eau, beaucoup de réactions de détoxication sont des oxydations et nécessitent de l'oxygène.

Le stress modifie considérablement notre respiration sur trois aspects : le rythme est augmenté, le volume d'air est réduit et le lieu respiratoire est déplacé vers le haut de la cage thoracique et les premières côtes. La respiration est sous contrôle du système nerveux végétatif (ou autonome) mais nous avons aussi la possibilité d'y agir volontairement. En modifiant notre respiration, nous avons donc la possibilité d'agir indirectement sur notre système nerveux autonome. Le retour d'une respiration lente, profonde et ventrale permettra d'équilibrer efficacement le système nerveux tout en apportant l'oxygène indispensable au vivant.

Le jeûne est une invitation à redécouvrir la respiration complète et consciente grâce à des exercices simples que vous trouverez en fin d'ouvrage. Plus largement, profitez de balades fréquentes, usez des bords de mer et des forêts afin de faire le plein d'ions négatifs très bénéfiques pour la santé.

**Ions négatifs et positifs**

La qualité de l'air est fondamentale pour l'équilibre énergétique. Les ions négatifs comportent un électron périphérique libre pouvant se lier facilement à d'autres molécules et sont générés non loin des cascades, dans les forêts, à la montagne et en bord de mer. Ils permettent de « donner » leur électron à des molécules plus instables comme les radicaux libres générés naturellement dans le corps et aussi lors des phénomènes d'inflammation ou immunitaires qui sont responsables en partie du vieillissement. Ils neutralisent également les pollutions chimiques atmosphériques, les produits synthétiques issus du frottement de moquettes ou autres revêtements PVC, et la pollution des écrans de TV.

Le « grounding » ou mise « à la terre » est un phénomène de plus en plus en vogue. Il s'agit de se déplacer le plus souvent pieds nus afin de remettre un contact électrique avec la terre qui est chargée négativement. Ce contact permet naturellement d'évacuer les charges positives accumulées.

Lors de votre jeûne, osez une mise au vert les pieds nus. Reconnectez-vous avec l'essentiel, cette Terre qui nous porte, nous nourrit et évacue nos ions positifs !

À y regarder, elle est notre « émonctoire » le plus important !

*Je médite : mettre son mental au repos*

Le repos du mental est une clé importante de l'activation des organes d'élimination. Lors du jeûne, l'arrêt de la digestion permet au corps de récupérer environ 30 % d'énergie. Celle-ci peut se redistribuer aux différentes fonctions organiques à condition que notre mental ne récupère pas tout ! Relâchez, respirez, accordez-vous des siestes fréquentes. Essayez-vous à des temps d'écriture et de réflexion sur des sujets qui vous tiennent à cœur. La poterie, la peinture, le dessin sont également des activités très intéressantes pendant le jeûne.

**À noter**

Les méditations et relaxations devraient accompagner tout bon jeûne. Elles activent le « guérisseur » en nous et, avec, l'ensemble des fonctions organiques. Les visualisations positives permettent aussi de profiter pleinement de notre pouvoir « créateur ». Explorez vos sens, libérez votre conscience, osez imaginer les changements positifs que vous souhaiteriez mettre en place.

Êtes-vous suffisamment en conscience ? Êtes-vous pleinement connecté à vos sensations ? Méditer, c'est aussi retrouver pleinement la qualité de conscience de l'instant présent. Le mental ne perd ainsi pas d'énergie à d'autres pensées ou projections. Il est pleinement acteur et participe avec le cœur et le corps à vivre l'expérience proposée dans sa totalité.

***Test : Êtes-vous pleinement conscient ?***

Ces quelques questions peuvent vous donner une petite idée, si vous répondez pour la plupart par l'affirmative, il est temps de revenir à vous !

**1. Êtes-vous sans cesse en train de penser au passé ou au futur ?**

☐ OUI ☐ NON

**2. Oubliez-vous presque à chaque fois le nom des gens que vous rencontrez pour la première fois ?**

☐ OUI ☐ NON

**3. Savez-vous identifier une émotion au moment où vous la ressentez ?**

☐ OUI ☐ NON

**4. Avez-vous des difficultés à vous concentrer sur une tâche en particulier ?**

☐ OUI ☐ NON

**5. Renversez-vous régulièrement des objets par inadvertance**

☐ OUI ☐ NON

**6. Faites-vous souvent les choses par automatisme ?**

☐ OUI ☐ NON

**7. Mangez-vous sans réfléchir vraiment à ce que vous mangez ?**

☐ OUI ☐ NON

Pour arriver à revenir à l'expérience du présent, utilisez à la fois votre respiration et les sensations corporelles. Le corps vous ramène toujours « à la maison » ! Le jeûne, en replaçant la primauté aux sensations, nous plonge dans l'expérience enivrante de la pleine conscience. L'espace-temps n'a plus lieu d'être, car la qualité prévaut sur la quantité. C'est comme lorsque vous passez du temps avec vos enfants : 5 minutes avec eux en pleine conscience à lire ou à jouer sont bien plus précieuses que des heures devant la télévision l'esprit préoccupé par vos soucis au travail.

# CHAPITRE 3

# Je me prépare

Avant de jeûner quelques heures ou plusieurs jours, il est important de se préparer. Le corps n'étant plus habitué à jeûner, la restriction alimentaire peut être dans un premier temps contraignante, comme un obstacle insurmontable, faisant émerger des peurs ou d'anciennes mémoires de disette et de famine. La première porte d'entrée, quand il s'agit de démarrer un jeûne, est de se confronter à la peur du manque. Cette notion n'est pas à prendre à la légère, l'idée de se « priver de nourriture » est complexe à appréhender. Elle prend ses racines profondément dans nos histoires collectives et nos mémoires de famine, de guerre et de malnutrition.

Un temps de préparation est donc nécessaire afin de doucement rappeler à votre organisme que jeûner, c'est naturel !

**À noter**

La préparation sera globalement fonction du type de jeûne que vous souhaitez faire. Pour une journée de jeûne, un simple repas allégé ou un bouillon la veille sera suffisant. Dans le cas d'un jeûne saisonnier, nous vous proposons une préparation alimentaire plus spécifique.

Le jeûne est un outil formidable et une expérience incroyable à condition d'être vécu sans contrainte. Dans cette partie, nous vous proposons quelques réflexions autour du jeûne, afin de bien « préparer le terrain ».

## Pourquoi jeûner ?

Cette question est très personnelle. Mille raisons peuvent conduire à jeûner : améliorer sa santé, revenir à soi, prendre le temps, arrêter de fumer, réduire sa consommation de sucre, réfléchir à un problème, prendre une décision, gérer son stress, s'extraire du quotidien, ou tout simplement enfin « ne rien faire ».

### *Le désir moteur*

L'essentiel, avant de se lancer, c'est d'explorer notre désir profond, l'élan vital qui nous anime. Sans ce désir de vie, le jeûne peut être vécu dans une forme de contrainte qui complique son bon déroulement à tous les niveaux. Bien que l'homme ait aiguisé au fil du temps son métabolisme pour s'adapter à des jeûnes contraints, il s'agit pour nous, dans notre modernité, de redécouvrir cette capacité volontairement. Par ce déclenchement volontaire, nous affirmons notre désir de redevenir acteur de notre bien-être et plus largement de notre santé. L'envie de perdre du poids est souvent citée ! Pourquoi pas ! C'est une porte d'entrée intéressante, un premier fil de la pelote à tirer, et, par expérience, c'est seulement la partie la plus visible de l'iceberg !

Lors des nombreux jeûnes accompagnés, j'ai souvent été confronté à cette raison que je ne pensais pas aussi profonde… Mais je me suis aperçu, au fil des transformations observées, que c'est une raison qui a sa place et qui n'est finalement qu'une façade, somme toute bien logique, dans une société de "l'image" et du paraître.

Il se cache derrière des raisons plus intimes, plus enfouies, qui se révéleront par la suite dans l'expérience du corps en jeûne. Il est important de se dire que toutes les raisons sont valables ! Le jeûne est une convocation organique, le désir du vivant de se transformer, de centrifuger, de composter. Cette notion de compostage est fondamentale, car elle implique une forme de renaissance à partir d'une matière qui a déjà servi. Comme ce compost que l'on alimente tous les jours avec les résidus de notre alimentation, voire avec nos déchets organiques. C'est un juste retour de ce que nous avons emprunté à la Terre transitoirement.

*S'inscrire dans une écologie personnelle*

Dans le jeûne, nous alimentons un cercle vertueux centré sur une écologie personnelle interne. En revenant à l'expérience de se nourrir « de ses propres réserves », il est plus facile par la suite de transformer son alimentation et d'y redonner un sens plus vaste, plus écologique !

**Le jeûne, une expérience de recyclage**

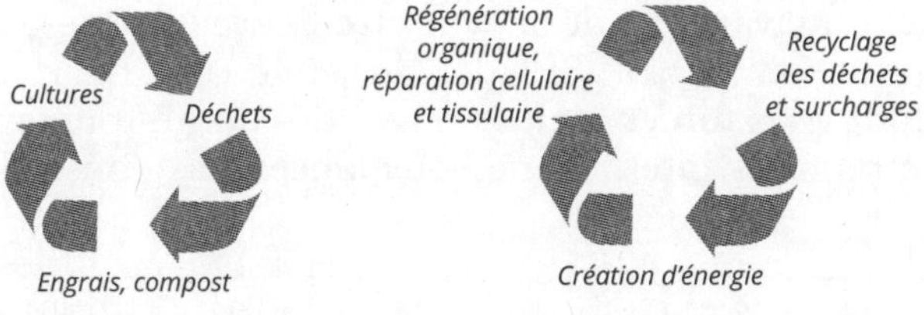

Habituellement, le compostage demande différentes étapes intermédiaires qui se terminent par un humus moelleux et fécond. Cette image nous rappelle que le jeûne est une plongée vers des espaces à épurer avec parfois des étapes intermédiaires difficiles qui ne sont que transitoires tel un processus alchimique qui épure, concentre et sublime. Le jeûne est comparable au long travail de création des pierres précieuses et des cristaux. Il épure le grossier pour le sublimer en arrangement parfait.

*« Rien ne naît ni ne périt,*
*mais des choses déjà existantes se combinent, puis se séparent de nouveau. »*

**Anaxagore, philosophe grec**

Le jeûne nous invite à une « recombinaison » organique, émotionnelle et spirituelle. Si nous regardons les animaux, est-il nécessaire de leur demander pourquoi ils jeûnent ? Ou hibernent ? Ou même se purgent ? Non ! Ce sont des réflexes instinctifs de la biologie. Dès lors, le jeûne apparaît chez l'homme comme un réflexe atavique[1], un mécanisme profond englouti dans ses profondeurs biologiques.

*Répondre à l'appel*

Décider de jeûner n'est pas une contrainte, c'est un appel du vivant. Le désir doit être là avec l'envie de prendre soin de soi. Si l'idée du jeûne vous heurte, s'il faut vous forcer ou lutter avec des doutes ou des déchirements internes, ne vous lancez pas dans un

1. Caractère ancestral qui réapparaît après une période d'inactivation.

jeûne héroïque. Essayez des jeûnes courts au quotidien, des petites monodiètes, allongez votre période de jeûne nocturne et attendez « l'appel », au plus profond de vous pour une expérience plus longue. N'oublions pas que le jeûne est là pour se faire du « bien » et pour épouser le fameux « *Primum non nocere*[1] » d'Hippocrate, valeur forte de l'hygiène de vie. Une contrainte trop importante et votre corps intégrera une mémoire traumatique, vous propulsant dans des comportements de compensation non souhaitables. Dans les approches médicales holistiques et plus largement dans une logique préventive et globale, la motivation est centrale. Rien ne sert de forcer quelqu'un à se prendre en main, à transformer son alimentation et à jeûner. Il faut une adhésion complète, c'est un appel du corps, du cœur et de l'âme.

### ♦ Le jeûne, un appel à entrer dans la joie

Décider de jeûner est un acte plein de foi. Se mettre totalement dans une telle démarche est une invitation à entrer dans la joie !

**Joie du corps :** retour à une image de soi positive, évacuation des surcharges, libération du mouvement, réappropriation de ses ressources personnelles.

**Joie du cœur :** retour à l'estime de soi, libération de blocage, ouverture du cœur à la joie simple du présent.

**Joie de l'esprit :** revenir à soi, libération des conditionnements et croyances limitantes, retour de l'intuition, redonner du sens à sa vie.

1. « D'abord ne pas nuire. »

**Martine jeûne régulièrement…**

« Je jeûne une semaine par an depuis maintenant six ans. De façon générale, c'est à chaque fois comme une "remise à zéro", un grand "nettoyage" et donc un grand allégement. Cela m'a aidé à porter plus d'attention à mon état général, m'a appris à faire confiance à l'intelligence de mon corps et à constater qu'il sait parfaitement ce qu'il doit faire en toutes circonstances. J'avais d'importants désordres digestifs. Jeûner m'a aidé à les prendre réellement en compte et à me respecter en enlevant les aliments à l'origine de ces problèmes. Pendant le jeûne, toutes mes sensations sont plus fines, ce qui me pousse à rester à l'écart du monde urbain et à rechercher plus de contact avec la nature sauvage et vivante. L'énergie qui fait fonctionner mon corps est beaucoup plus lente mais semble infinie. C'est un vrai temps de ressourcement ! »

*Jeûner pour guérir ?*

De nombreux témoignages et recherches récentes invitent à voir dans le jeûne la promesse d'un formidable outil thérapeutique. Dans la clinique Buchinger en Allemagne, beaucoup de personnes jeûnent à des fins thérapeutiques. Il est vrai que de nombreuses maladies sont liées à une surabondance alimentaire et à une sédentarité en plein essor. Le jeûne et la restriction calorique sont forcément une clé importante pour la résolution des troubles que nous qualifions de « maladies de civilisation » : diabète, hypercholestérolémie, hypertension artérielle, obésité, ostéoporose, stress, dépression, etc. Ces troubles ne sont que l'expression d'un déséquilibre métabolique que le jeûne et les diètes peuvent contribuer à réguler.

Car il s'agit bien d'une contribution. Comme tout outil, le jeûne doit être utilisé à bon escient en tant qu'adjuvant à une prise en charge globale.

Se lancer seul dans un jeûne pour traiter des troubles de santé spécifiques relève de l'inconscience. Informez-vous, rencontrez des médecins spécialisés et des naturopathes aguerris qui sauront vous accompagner au mieux en cas de pathologies déclarées. Les troubles fonctionnels, quant à eux, sont très facilement traitables par quelques jours de jeûne. Ainsi, on observe fréquemment et spontanément, après quelques jours, une régulation :

- **de la tension artérielle.** Elle se normalise assez rapidement après 24 heures de jeûne, la perte d'eau est en partie responsable de cette régulation associée à l'action du système hormonal. De nombreux jeûneurs traités pour l'hypertension stoppent spontanément leur traitement ;
- **du cholestérol.** Le foie s'allège ! Le cholestérol[1] est libéré dès 24 heures de jeûne afin de servir de carburant, le corps se dégraisse !
- **de la glycémie.** Après quelques heures, elle se stabilise au-dessous des 1 gramme par litre de sang (on observe habituellement une stabilisation de la glycémie autour de 0,7 à 0,8 gramme par litre de sang). Le taux d'insuline baisse, ce qui permet une meilleure utilisation des graisses comme carburant ;
- **de la fonction digestive.** Plus d'aliments dans l'intestin ! Celui-ci se cicatrise, la flore intestinale se normalise. Les dysbioses[2] intestinales

1. VAN HORN Linda, « The Evidence for Dietary Prevention and Treatment of Cardiovascular Disease », NCBI, février 2008.

2. Disharmonie de l'équilibre de la flore intestinale.

n'aiment pas ces périodes de disette en sucre. Le jeûne est ainsi un vrai plus dans la prise en charge par exemple des candidoses[1] digestives ;

- **des douleurs articulaires inflammatoires.** L'acidité générée lors du jeûne (notamment par les acides cétoniques) vient décomposer les cristaux (cristaux d'urates ou oxaliques) stockés dans les articulations. Si temporairement les douleurs peuvent s'amplifier, elles finissent par s'estomper et les mouvements se font plus facilement ;
- **des stress, anxiété et dépression.** Le cocktail hormonal produit lors du jeûne est un vrai remontant. Les idées s'éclaircissent, la sérotonine apaise et réconforte, la dopamine stimule. Très souvent, en lien avec le médecin prescripteur, les antidépresseurs peuvent être réduits, voire supprimés.

## Déterminer un objectif

*« Je jeûne pour contrôler mon corps et mon mental. Il me donne la force et la détermination à atteindre l'objectif. »*

**Mahatma Gandhi**

Poser un objectif permet de se projeter dans une direction et permet de mobiliser toutes nos ressources. Avant de jeûner, il peut être bon de se poser un objectif, simple, clair, dynamique et vivant ! Le

1. Prolifération d'une levure – le *Candida albicans* – responsable de troubles fonctionnels digestifs, nerveux et articulaires.

jeûne mobilise nos ressources. Il révèle nos potentiels insoupçonnés. Profitez-en pour y inscrire ce que vous avez envie d'être ! Utilisez une tournure joyeuse et positive à la première personne et au présent, par exemple « Je souhaite vivre dans la joie ! », « Je suis attentif(ve) à mes besoins », « Je peux exprimer librement mes émotions », « Je me libère du sucre », « Je me libère du tabac ».

### Les injonctions négatives

Le cerveau n'a pas la possibilité d'avoir de représentation négative. Si vous dites à une personne de ne pas penser à une autruche, elle devra d'abord s'en représenter une ! La négation implique d'abord de concevoir l'objet initial.

Nombreuses sont les injonctions qui en fait provoquent l'inverse de ce qui est espéré : « N'aie pas peur ! », « Ne cours pas ! », « Ne sois pas triste ! » sont le meilleur moyen de ne pas se faire obéir d'un enfant car avant d'envisager de ne pas avoir peur, il devra se l'imaginer.

À l'inverse, « reste calme », « marche lentement », « vis la joie » sont des injonctions beaucoup plus efficaces car le cerveau les perçoit pleinement[1] !

Ce système de pensée positive est à mettre en pratique au quotidien, le cerveau ne faisant pas la différence entre l'illusion et la réalité[2]. Ainsi, penser

1. JOUVENT, Roland, *Le Cerveau magicien. De la réalité au plaisir psychique*, Odile Jacob, 2013.

2. Voir les études de Marc Jeannerot en 2002 à ce sujet.

au bonheur active les mêmes aires cérébrales que de ressentir le bonheur. Privilégiez aussi le fond plutôt que la forme en laissant la vie s'exprimer pleinement et en ouvrant le champ des manifestations potentielles, sinon le risque de s'enfermer dans une attente trop concrète est réel. Il est ainsi possible (et très fréquent) de passer complètement à côté de l'expérience profonde d'un jeûne en s'arc-boutant sur le nombre de kilos perdus. Lâchez prise et osez laisser le corps faire « ce qu'il a à faire » !

***Votre objectif***

Notez votre objectif dans votre carnet de route. Lors de votre jeûne, revenez-y tel un mantra. Cette affirmation positive s'ancrera durablement et deviendra une profonde ressource personnelle.

**Ce jeûne est pour moi l'occasion de :**

.....................................................................................

.....................................................................................

## Quel mangeur suis-je ?

Jeûner nous invite à mener une réflexion sur notre alimentation et notre façon d'aborder nos aliments. Dans cette phase de préparation, il peut être intéressant de lever un voile sur notre comportement face à la nourriture. L'alimentation implique des comportements innés, acquis, des automatismes, des aspects culturels, socio-économiques, émotionnels, religieux, etc. Réduire volontairement ses apports peut nous confronter à tous ces liens qui émergent de l'inconscient.

L'idée est de pouvoir, après cette expérience de jeûne, transformer notre comportement alimentaire pour ne pas « retomber » dans nos travers et se libérer en quelque sorte de nos habitudes profondément ancrées. Il est possible d'utiliser plusieurs grilles de lecture pour se situer au niveau de son alimentation. L'essentiel est de prendre un temps pour y réfléchir, et peu importe le référentiel.

Au travers du questionnaire ci-après – développé au fil de l'expérience acquise auprès de nombreux jeûneurs – vous pourrez vous situer dans votre rapport à l'alimentation. Ce test pourra être refait après un jeûne de quelques jours, les réponses pourraient vous surprendre !

### Test : Quel mangeur êtes-vous ?

**1. Globalement, diriez-vous que vous mangez :**

♡. Par habitude.
□. Par gourmandise.
♧. Par nécessité.
△. Selon mes besoins.

**2. Avez-vous été allaité(e) ?**

♡. Oui, quelques semaines.
♧. Oui, au moins 3 mois.
△. Oui, plus de 3 mois.
□. Non.

**3. Vous arrive-t-il de vous resservir ?**

□. Oui, plusieurs fois.
♡. De temps en temps.
♧. Rarement.
△. Jamais.

**4. Avez-vous de l'appétit en cas de fièvre ?**

△. Non, pas du tout.
♧. Un peu pour un bouillon.
♡. Oui, mais je mange un peu moins.
□. Oui, j'ai très faim.

**5. Buvez-vous régulièrement de l'eau pendant la journée ?**

△. Oui, plusieurs fois par jour.
♧. Oui, plutôt.
♡. Non, je me force.
□. Je ne bois presque plus d'eau.

**6. Avez-vous la sensation d'avoir trop mangé ?**

△. Non jamais.
♧. Non, rarement, après un repas de fête par exemple.
♡. Oui souvent.
□. Oui à chaque repas.

**7. Quel est votre rapport avec le sucre ?**

□. Compulsion.
♡. Attirance.
♧. Indifférence.
△. Rejet.

**8. Pour vous l'alimentation doit être avant tout... ?**

♡. Savoureuse.
♧. Saine.
□. Généreuse.
△. Équilibrée.

**9. Ressentez-vous parfois de la culpabilité après avoir mangé quelque chose que d'habitude vous ne vous autorisez pas ?**

△. Non pas du tout.
♧. Rarement.
♡. Oui parfois.
□. Très régulièrement.

**10. Mangez-vous régulièrement des produits laitiers** ?

□. Oui plusieurs fois par jour.
△. Parfois.
♧. Rarement.
♡. Jamais.

**11. Vous autorisez-vous des « écarts » alimentaires ?**

□. Oui tous les jours.
♡. Oui, parfois.
♧. Non rarement.
△. Jamais.

**12. Après un stress important ou l'annonce d'une mauvaise nouvelle, vous arrive-t-il de compenser par plus de nourriture ?**

△. Non pas du tout.
♧. Oui parfois.
♡. Oui plutôt
□. Oui, très fréquemment.

**13. En rentrant du travail, avez-vous tendance à vous jeter sur quelque chose à manger ?**

△. Non j'attends le repas du soir.
♧. Très rarement.
♡. Parfois selon la fatigue de la journée.
□. Tous les jours !

**14. Est-il concevable pour vous de sortir d'un repas en ayant encore un peu faim ?**

△. Oui c'est même souhaitable.
♧. C'est une idée à tester…
♡. Je demande à voir…
□. Non sûrement pas.

**15. Avez-vous eu des épisodes de troubles du comportement alimentaire ?**

△. Non.
□. Oui.

**16. Prenez-vous des excitants (alcool, café, tabac, thé…) ?**

□. Oui régulièrement.
♡. Parfois
♧. Rarement.
△. Non.

Comptez vos points : ……………………………

- ✔ Réponse □ : 4 points.
- ✔ Réponse ♡ : 3 points.
- ✔ Réponse ♧ : 2 points.
- ✔ Réponse △ : 1 point.

**♦ Total inférieur à 25**

Votre rapport à l'alimentation est bien équilibré. Vous êtes à l'écoute de vos besoins et savez respecter des temps de repos digestif quand c'est nécessaire. Vous savez aussi vous faire plaisir sans culpabiliser. Le « ni trop », « ni trop peu » est un bon adage pour vous.

Un temps de jeûne vous permettra d'ancrer encore plus durablement ce rapport sain avec la nourriture. Vous pouvez ainsi facilement vous octroyer des jeûnes hebdomadaires et saisonniers plus longs.

- **Entre 25 et 40**

La fatigue et le stress peuvent parfois vous orienter vers des comportements alimentaires inhabituels pour vous. Votre rapport est cependant plutôt équilibré vis-à-vis de l'alimentation.

Le jeûne ou la restriction calorique pourront consolider ce rapport sain entre vos besoins et vos envies. En cas de fatigue, faites plutôt des monodiètes ou des jeûnes nocturnes ponctuels de 16 heures. Associez-y une alimentation vivante et de saison. Identifiez et éliminez les sources de stress extérieur que vous pouvez abandonner. Votre alimentation en sera très certainement modifiée.

- **40 et plus**

Votre alimentation est intimement liée à des systèmes de compensation qui peuvent vous propulser dans des comportements complexes vis-à-vis de votre nourriture. Vous pouvez alterner des épisodes pulsionnels avec des restrictions culpabilisantes. Il est temps de revenir à l'appréhension des réels besoins du corps. Le jeûne peut vous aider à y voir plus clair, il faudra cependant y aller progressivement pour ne pas retirer trop rapidement les comportements d'adaptation que vous avez mis en place.

Mettez en place un jeûne nocturne de 12 heures ou 14 heures une ou deux fois par semaine. Faites le temps d'un repas de courtes monodiètes. Profitez pour écrire vos ressentis, sensations et émotions.

*Aliments et émotions*

Lorsque l'alimentation est intimement liée à des émotions enfouies, il est fréquent lors de jeûnes ou de périodes de restrictions caloriques d'observer des rêves intenses ou des cauchemars renversants. Des fantasmes de nourritures, riches, grasses et très sucrées peuvent aussi se présenter. L'esprit purge les rapports inconscients et les systèmes de compensation liés à notre alimentation. Nos systèmes d'autoprotection sont révélés et nous pouvons alors décider de redevenir plus libres dans nos choix alimentaires.

**Serge et la remontée de souvenirs inconscients grâce au jeûne**

Au deuxième jour de jeûne, Serge me parla de ces hamburgers qui défilaient devant ses yeux et l'odeur de frites qui les accompagnait... Un peu perplexe, il me demanda mon avis. « Que ressens-tu à l'évocation de ces sandwichs ? » lui demandais-je. « Je ressens de la joie... » Encore plus perplexe, je lui demandais alors : « Es-tu avec quelqu'un ? » Spontanément et sans réflexion de sa part, il me répondit : « Mon père ! » Un frisson nous parcourut, le lien était fait.

Ces hamburgers ont été, à un moment donné pour lui, un des liens qui le reliaient à un père souvent absent à ses yeux d'enfant. Son système mémoriel avait intégré ces rares vendredis soir où son papa l'accompagnait dans un restaurant bien connu…

Le jeûne nous emmène parfois loin dans nos profondeurs, ce n'est que pour mettre en lumière ce qui reste dans l'ombre de nos automatismes inconscients.

*Différents espaces à nourrir…*

Abraham Maslow (1908-1970) est un psychologue américain, considéré comme le père de la psychologie humaniste. Son travail, bien que vaste et complexe, est synthétisé dans sa fameuse pyramide des besoins :

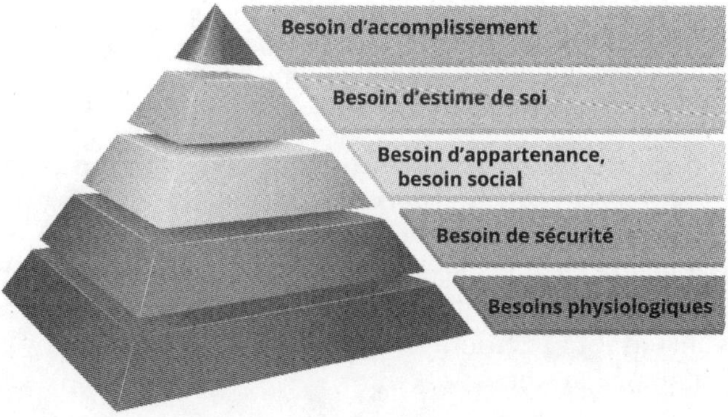

Votre pyramide est stable et bien ancrée à mesure que chaque niveau est irrigué correctement. Ainsi il est difficile de s'accomplir pleinement sans se nourrir sainement et sans être en sécurité. Cette explication peut paraître simpliste, mais sur nos habitudes de vie et notamment sur l'alimentation, la démonstration est implacable !

**Nora est en situation de stress extrême dans son travail**

Elle ne semblait cependant pas s'en rendre compte et ce n'est qu'après de longues minutes de discussion lors de son entretien d'arrivée pour une semaine de jeûne, qu'elle me confia être insatisfaite professionnellement. Elle se plaignait d'être sans cesse rabaissée et réprimandée et non reconnue dans un métier qu'elle pratiquait depuis plus de vingt ans.
Le chocolat du soir et les pulsions de sucre prennent soudain un nouvel éclairage ! Son besoin d'accomplissement est clairement ici en carence et elle compense facilement par un comportement sucré. La nature n'aimant pas le vide, le corps se propulse sur un autre besoin.

Un besoin non satisfait peut hypertrophier ou dérégler un autre, créant des stratégies adaptatives qui limitent la souffrance ressentie.

C'est le cas aussi pour Victor qui, de manière tout à fait anodine en toute fin d'entretien, me raconte son terrible accident survenu sur l'autoroute, il y a plusieurs années.

**Le refuge de Victor**

Victor est le seul rescapé d'un choc frontal avec un camion, son sentiment de sécurité a été mis lourdement à l'épreuve ! Une des stratégies adaptatives fut pour lui de prendre plusieurs kilos en se réfugiant ainsi dans le confort d'une douillette couche de graisse protectrice.

Ces situations peuvent impacter directement notre comportement, selon bien sûr nos capacités résolutives ou de résilience personnelle. Voici un petit exercice préparatoire simple à faire. Cette prise de recul facilite grandement les changements que vous souhaitez mettre en place.

***Où en êtes-vous vis-à-vis de vos besoins ?***

Notez de 1 à 10 chacun des besoins ci-dessous. Refaites la même chose après un jeûne de quelques jours. Les réponses pourraient alors vous surprendre. En effet, le jeûne, loin de changer dans la forme la situation dans laquelle vous êtes, vous ouvre les portes d'une nouvelle perspective face aux problèmes et insatisfactions de nos vies.

| | **Note de 1 à 10 (1 très insatisfait, 10 comblé)** |
|---|---|
| Je me sens en sécurité dans ma maison. | |
| Je me sens en sécurité financière. | |

| | Note de 1 à 10 (1 très insatisfait, 10 comblé) |
|---|---|
| Je me sens en sécurité dans mon couple. | |
| Je suis satisfait(e) de mon travail. | |
| Je suis fier(e) de moi. | |
| Je suis reconnu(e) pour mes compétences. | |
| Je me sens dans « mon axe », je sais qui je suis. | |

## Quel jeûne choisir ?

Le jeûne est l'expression d'un métabolisme normal et la nature nous parsème d'exemples de jeûne régulier et spontané chez les animaux. La nuit nous jeûnons, et ceci tous les jours depuis notre naissance jusqu'à notre départ. Le jeûne est une fonction métabolique au même titre que la respiration, l'alimentation ou le mouvement. Dans la pratique du jeûne, la régularité prévaut toujours ! Mieux vaut répéter des jeûnes de courte durée que de ne faire que rarement des jeûnes héroïques ! Vous installerez ainsi plus facilement des changements durables.

Dans un premier temps, il est sans doute plus simple et accessible de s'essayer aux jeûnes quotidiens au travers du jeûne nocturne, d'une monodiète de fruits ou légumes de saison ou de jus de légumes. Cette première démarche vous permettra de vous habituer à être à l'écoute de votre corps et de ses messages.

Le jeûne sur plusieurs jours nécessite une plus grande préparation et une planification à l'avance. Dans cette idée de simplification, ce livre vous propose d'expérimenter le jeûne au travers de deux propositions :

- **Le jeûne au quotidien** avec le jeûne nocturne, la monodiète ou la journée de jeûne pouvant se pratiquer régulièrement. Il permet de retrouver en douceur notre capacité à jeûner sans trop modifier son agenda.
- **Le jeûne saisonnier de 1 à 10 jours,** pour s'essayer plus intensément au jeûne. Il nécessite un temps de préparation alimentaire et de reprise.

Profitez de vacances ou partagez avec des amis la location d'une maison au soleil en pleine nature et vivez une expérience unique.

Dans les deux types de propositions, l'important c'est de pouvoir laisser le corps explorer les 4 « R » : ralentir, réguler, revitaliser et reconnecter, peu importe la formule choisie et le temps imparti !

## Les 4 « R » : ralentir, réguler, revitaliser, reconnecter

En observant les expériences traversées par les jeûneurs, apparaissent assez clairement quatre fonctions essentielles qui témoignent d'un processus commun au jeûne et plus largement au temps de restriction calorique.

Ce sont les 4 « R » : ralentir, réguler, revitaliser, reconnecter un mouvement de vie qui au cœur d'un jeûne préparé et raisonné nous propulse dans une dynamique vitale transformante, à condition bien sûr de le décider !

À partir de là, dans l'acceptation de ralentir, la machine organique va se mettre en route et les processus d'autorégulation du corps vont s'activer (autophagie, éliminations des déchets, réparation, homéostasie, etc.). L'organisme aura très rapidement un surplus d'énergie disponible dû à l'épargne digestive et à la libération des toxines et surcharges. Il est communément admis que la digestion de nos repas demande un tiers de la production énergétique globale d'une journée qui sera alors redistribuée dans les processus de régénération. Cette énergie retrouvée allégera le corps, la « Terre » étant épurée et revitalisée, la « plante » peut grandir et donner les « fruits » dans un élan de reconnexion à soi.

*Ralentir : le passage fondamental pour revenir au biologique*

Dans une société où le numérique accélère considérablement les échanges et les interactions, où nous sommes constamment sollicités par les emails, SMS et autres « poke », revenir dans son « assise » personnelle est incontournable. En 2017, le nombre d'heures passées par jour devant un ordinateur ou un smartphone a dépassé celui passé devant la télévision, soit plus de 4 heures par jour[1]. Certains cadres passent plus de 5 heures par jour sur leurs emails[2]. Après les toxines physiques déferlent désormais des toxines plus subtiles mais

1. Selon le cabinet eMarketer.

2. BYS Christophe, « Les e-mails, c'est 5 heures de travail par jour pour les cadres de 2015 », www.usine-digitale.fr, août 2015.

pas moins problématiques. De véritables cures de désintoxication digitale sont proposées un peu partout pour libérer l'homme moderne de ses dépendances numériques. Certains adolescents passent leurs journées à compulser leur profil Facebook et effacent même les frontières du réel au travers de jeux en réseau recréant une vie numérique[1]. Il est temps de ralentir !

Loin de là l'idée de refuser toute sorte de numérisation et de modernité ! Il s'agit de tout replacer dans sa juste mesure et de surtout redonner à l'organique sa place entière au cœur de notre physiologie. Nous courons sans cesse, affligés par les contraintes horaires, familiales, professionnelles. Les repas sont avalés bien trop rapidement, sans respirer, avec une mastication insuffisante qui rend la vie dure à notre digestion, laissant d'ailleurs la flore intestinale se modifier afin de faire le travail qui n'a pas été fait en amont. Le temps semble nous échapper et nous réduisons insidieusement nos espaces de repos comme le sommeil pourtant essentiel à notre régulation. Soumis à de multiples sollicitations extérieures, nous nous écartons d'un rythme naturel, qui est à l'origine de nombreux troubles somatiques. Des dérégulations fonctionnelles s'installent alors comme les digestions difficiles, les douleurs musculaires et articulaires chroniques, les irritabilités. Des signes qui peuvent déjà annoncer d'éventuels troubles de santé plus importants à venir.

---

1. Second Life : jeu en réseau par Internet qui permet de vivre une double vie numérique via un avatar.

**À noter**

Le bébé grognon redevient calme et souriant après une bonne sieste ou une nuit complète. Mais pourquoi les adultes ne font-ils pas la même chose ?

Quand nous sommes pressés, nos programmes inconscients et automatiques d'adaptation prennent le dessus. C'est le Samskāra en sanskrit ou les formations mentales rémanentes qui éludent la conscience et notre maîtrise sur nos choix. Quand nous décidons de ralentir, nous remettons notre vie organique dans la bonne direction. Ce temps d'assise, de réflexion et finalement de « lâcher-prise » nous invite à reprendre la barre sur nos comportements automatiques.

***Faites l'expérience de la mastication en conscience...***

Sur 3 jours, mastiquez chaque bouchée de vos repas 40 fois en posant votre fourchette.
Savourez, respirez, ressentez, une fois la bouchée rendue bien liquide, avalez. Attendez 10 minutes avant de vous resservir.
Quelque chose a changé, n'est-ce pas ?

♦ **Que fait-on quand on ne fait rien ?**

C'est une grande expérience qui est proposée : celle du retour à soi, au ressenti, à la sensation. Il est très inconfortable et déconcertant de se retrouver face à soi. Il n'y a pas d'échappatoire extérieure, pas de distraction, seul est ce qui est. Cette étape préparatoire est essentielle, elle permet d'accepter de changer de rythme et de laisser le corps faire. On peut se retrouver alors avec des sensations parfois oubliées auxquelles il faut pouvoir faire face. De l'anxiété, de la peur, de l'impatience peuvent se manifester. Lors des stages en groupe, au moment de l'arrivée des participants, il est fréquent de faire face pendant le premier jour à des colères, des agacements et des inquiétudes exprimées par certains jeûneurs.

« *Mais que vais-je faire ? Je vais m'ennuyer !* »

« *Dans quoi suis-je venu me fourrer ?* »

« *Il n'y a pas de télé ?* »,

« *Le WiFi est coupé la nuit ? Vous êtes sérieux ?* »

Dans cette première étape, les exercices de relaxation, de respiration et de visualisation ont toute leur importance. Ils vous permettront de vous « débrancher » des sources de stress extérieures et permettront au « vivant » de s'exprimer plus sereinement. Le mental accepte de se « mettre à genoux » au profit du corps et de son intelligence organique.

*Réguler : le corps reprend le pouvoir*

Ce ralentissement est une étape incontournable, car il permet aussi de laisser la place aux fonctions organiques par le biais du système parasympathique, « le guérisseur » du corps, et qui est le pendant de l'orthosympathique ou « le guerrier ». Dans cette première étape, le jeûneur perd beaucoup d'eau liée au glycogène[1] et par la fuite de sodium de la

1. Réserve de sucre disponible rapidement mais limitée sur 12 à 24 heures au maximum.

cellule. Cette perte d'eau m'a toujours questionné, elle me fait penser à un « dégazage », un lâcher de lest préalable. On peut l'associer volontiers à une sorte de « purge émotionnelle ». L'eau étant liée pour beaucoup de traditions à nos émotions[1]. Une fois le rythme apaisé, le corps enclenche des processus d'adaptation à la restriction calorique. Il passe dans une phase de régulation, adaptant sa physiologie de manière à fonctionner convenablement même en mangeant peu ou pas du tout. C'est le temps de laisser le corps s'équilibrer, d'être à l'écoute des signes d'autorégulation comme ces petites crises curatives qui peuvent se manifester. Le corps expulse, centrifuge et se régénère profondément.

Toute l'idée de cette étape est d'accompagner le processus, de limiter les effets parfois puissants des crises curatives et de stimuler la force vitale qui est à l'œuvre.

**Les crises « curatives »**

Souvent observées lors de jeûnes de plus de 3 jours, elles signent la remise en circulation de toxines et de toxiques délogés lors des processus d'épuration. En repassant par les émonctoires[2], ces déchets déclenchent des symptômes variés. Souvent superposées avec le passage au métabolisme des graisses

1. En médecine chinoise, l'eau est un élément lié aux peurs. En cas d'émotion, les larmes coulent, et selon une étude de 1981, elles sont plus riches en protéines et hormones que dans le cas d'une simple irritation locale par exemple.

2. Les organes d'élimination sont les intestins, les reins, la peau, les poumons.

lors du jeûne prolongé (la fameuse crise d'acidose), ces crises curatives peuvent se manifester plusieurs fois au cours d'un jeûne. Elles témoignent de l'action de centrifugation menée par la vitalité et sont des signes de bon fonctionnement du métabolisme.

L'organe clé est ici le foie, véritable centrale chimique. En cas de débordement de sa capacité de détoxication, les toxines se déchargent sur d'autres organes d'élimination comme la peau, les reins, les poumons, les intestins, créant des troubles transitoires. La puissance des crises curatives est proportionnelle à la vitalité disponible et à la quantité de déchets stockés.

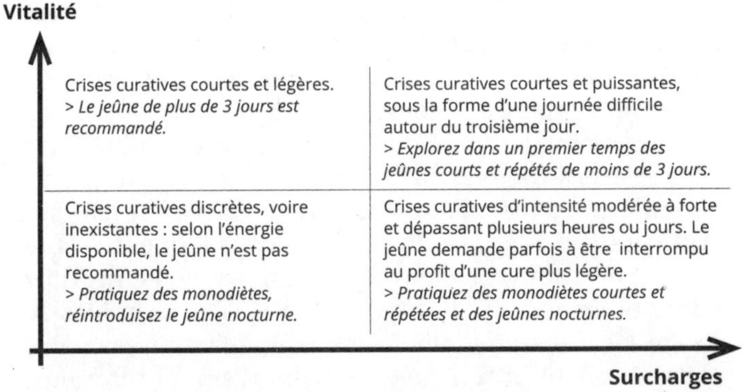


Dans la trousse du jeûneur, vous trouverez des outils pour permettre d'activer le processus sans le forcer. Il ne s'agit pas d'être trop interventionniste : seule la vitalité est à l'œuvre, nous pouvons la tonifier, la stimuler, mais en aucun cas la remplacer.

Dans cette étape, le jeûneur remet de l'ordre dans sa physiologie, le corps déstocke et expulse les déchets pour arriver à un équilibre parfait. Quand la régulation s'installe pleinement, le métabolisme s'est apaisé, la tension artérielle baisse, la température du corps également et on observe des jeûneurs heureux qui ont basculé dans un rythme différent. Cette phase correspond à la mise en place de la phase parasympathique. La branche « guérisseuse » de notre système nerveux autonome est alors à l'œuvre.

*Revitaliser : recharger les batteries*

Une fois que le corps s'apaise et se régule au travers des mécanismes d'adaptation au jeûne et à la restriction alimentaire, la revitalisation s'enclenche. Cette étape, idéale une fois les deux premières bien en place, peut arriver plus tôt. En effet, si vous êtes fatigué, jeûner peut se révéler contre-productif. Une revitalisation préalable est à envisager au travers de monodiètes courtes, de périodes de repos ou de temps de relaxation et de méditation. C'est votre vitalité qui orchestrera tous les mécanismes. C'est elle la pierre angulaire ; sans elle, le corps lance difficilement ses processus d'adaptation. Lorsque vous jeûnez, c'est le moment d'activer votre énergie : aérez-vous, profitez de promenades vivifiantes, pratiquez des exercices de yoga, de danse, de gymnastique douce. Laissez votre corps bouger et retrouver son mouvement intérieur. Votre force vitale est au cœur du processus ! C'est elle qui va lancer les mécanismes d'autorégulation et d'adaptation face à l'absence d'aliments.

### La force vitale

On peut volontiers l'associer à de nombreuses autres formes verbales : le *chi* en Chine, le *prâna* en Inde, la *ruah* des Hébreux, l'*atma* en sanskrit, le *pneuma* des Grecs, le « principe directeur » de Claude Bernard ou l'« orgone » de W. Reich. Toutes décrivent une énergie différente des mécanismes physico-chimiques de la matière à l'origine de nos potentiels d'autoguérison. Selon les traductions, elle s'apparente à des notions de souffle ou d'énergie.

Elle est au cœur des processus de régénération : elle cicatrise, provoque la fièvre, les vomissements et anime toutes les fonctions d'équilibre du métabolisme.

Nous pouvons la rapprocher des mécanismes d'homéostasie énoncés par Claude Bernard puis par Walter Bradford Cannon qui permettent au vivant d'équilibrer à chaque instant ses fonctions vitales.

Avec de la pratique, vous saurez quel jeûne vous pouvez mener et à quel moment, connaissant votre vitalité et guidé par votre ressenti qui s'aiguisera au fur et à mesure de vos expériences.

Vous pouvez aussi consulter un praticien de santé naturopathe qui saura vous orienter au mieux. En attendant, voici un petit test pour situer votre vitalité actuellement.

### *Test : Où en est votre vitalité ?*

| | Oui ++ | Oui, plutôt | Non, rarement | Non -- |
|---|---|---|---|---|
| **Ressentez-vous des moments d'entrain, d'euphorie et de pleine vitalité ?** | ♡ | ♧ | □ | △ |
| **Vous êtes plutôt frileux(se) ?** | △ | □ | ♧ | ♡ |
| **Quand vous faites de la fièvre, avez-vous beaucoup de température ?** | ♡ | ♧ | □ | △ |
| **Vous cicatrisez facilement ?** | ♡ | ♧ | □ | △ |
| **Vous trouvez votre sommeil non réparateur ?** | △ | □ | ♧ | ♡ |
| **Vous pratiquez la méditation régulièrement ?** | ♡ | ♧ | □ | △ |
| **Vos ongles sont durs et sans taches ?** | ♡ | ♧ | □ | △ |
| **Vous préférez les bains chauds aux douches fraîches ?** | △ | □ | ♧ | ♡ |
| **Vous supportez bien les douches alternées chaudes et froides ?** | ♡ | ♧ | □ | △ |
| **Vos mains sont chaudes ?** | ♡ | ♧ | □ | △ |
| **Votre libido est satisfaisante ?** | ♡ | ♧ | □ | △ |
| **Votre voix est forte et puissante ?** | ♡ | ♧ | □ | △ |

| | Oui ++ | Oui, plutôt | Non, rarement | Non -- |
|---|---|---|---|---|
| **Vous avez ou avez eu des épisodes de déprime ?** | △ | □ | ♧ | ♡ |
| **Vous pratiquez de l'exercice physique tous les jours ?** | ♡ | ♧ | □ | △ |
| **Vous récupérez difficilement après un effort ?** | △ | □ | ♧ | ♡ |
| **Vous gérez facilement votre stress ?** | ♡ | ♧ | □ | △ |
| **Vous avez le teint coloré ?** | ♡ | ♧ | □ | △ |

- **Vous avez une majorité de ♡**

Vous jouissez d'une bonne vitalité, votre capacité de récupération fait des envieux et vous pouvez enchaîner diverses activités variées sans sourcilier ! Ce potentiel vital peut à l'extrême vous embarquer dans des comportements à risques où, à force de donner, on s'oublie. Votre capacité métabolique unique peut vous entraîner sur les chemins d'épuisement subit type « burn-out ». Il n'est pas rare de retrouver ici des sportifs qui par excès mettent à mal leur corps ou des grands allergiques aux réactions immunitaires démesurées !

- Profitez d'un temps de jeûne pour vous recentrer, le mot-clé est : ralentir !
- **Jeûne conseillé :** saisonnier de 1 à 10 jours, voire plus aux changements de saison afin d'explorer le ralentissement du métabolisme et d'expérimenter le lâcher-prise. Le jeûne sur plusieurs jours permet

ici de profiter de cette vitalité exceptionnelle afin de centrifuger les déchets.

- Attention aux crises d'élimination qui, avec une telle énergie, peuvent toutefois se révéler fortes, mais le plus souvent courtes.

♦ **Vous avez une majorité de ♧**

Vous jouissez d'une bonne vitalité et vos capacités d'adaptation sont toujours intactes ! Bien sûr, vous savez quand vous arrêter pour vous reposer et vous gérez bien votre stress. L'effort vous réchauffe et votre corps répond bien aux sollicitations, vous récupérez facilement. Vous êtes le « normo-vital » des naturopathes. Votre physiologie est bien équilibrée. L'idée est d'ancrer ici durablement cet état d'adaptation idéal.

- Le mot d'ordre est : réguler !
- **Jeûne conseillé :** 1 jour par semaine ou 3 jours par mois, la régularité sera ici l'intérêt principal en rajoutant éventuellement 5 jours par an. Le jeûne ici est un rappel tout naturel à notre physiologie et redevient une mesure préventive hygiénique au même titre que méditer ou se brosser les dents.

♦ **Vous avez une majorité de □**

Votre vitalité, bien que toujours présente, montre des signes de faiblesse. Votre sommeil peut être perturbé, votre digestion n'est plus « comme avant ». Vous réfléchissez sérieusement avant de vous coucher tard ou de faire un effort prononcé. Vous récupérez moins bien et doutez plus facilement de vous-même. Cette dégradation a pu se faire avec le temps ou à la suite d'un événement traumatique. Pas de panique : la vitalité peut revenir rapidement ! Vous avez besoin de prendre soin de vous, de vous recharger, de vous relaxer, de faire le plein d'énergie !

- Le mot d'ordre est : revitaliser !
- **Jeûne conseillé :** un soir par semaine, ou jeûne nocturne de 14 à 16 heures ou monodiète d'une soirée à un jour par semaine avec des fruits de saison. La prise quotidienne de jus de légumes et de graines germées vous apportera des nutriments essentiels pour relancer votre métabolisme.
- Lorsque la vitalité sera revenue, vous pourrez plus facilement jeûner sur des périodes plus longues.

### ♦ Vous avez une majorité de △

Vous êtes clairement épuisé(e) et votre force vitale ne s'exprime que difficilement. Vous êtes à un moment de votre chemin où les forces de vie sont en attente de ressaisissement. Si ce n'est pas déjà fait, un bilan chez un naturopathe ou un thérapeute holistique pourrait être salutaire. Les troubles fonctionnels (digestion, sommeil, fatigue, etc.) sont ici pleinement installés. Nous traversons tous à un moment de notre vie cette phase de vulnérabilité. Cet « hiver intérieur » nous amène à des questions de fond essentielles. Saisissez cette occasion pour déclencher des mécanismes de transformation profonds !

- Connectez-vous à vos ressources profondes ! Le mot-clé est : reconnecter !
- **Jeûne conseillé :** quand la vitalité est trop faible, proposer un jeûne au corps serait contre-productif.

Il est question ici de vous ressourcer, de vous plonger au cœur de vos envies et besoins. Aérez-vous, partez en vacances, faites-vous plaisir !

- Des monodiètes de fruits juteux et de saison (1 à 2 jours maximum par semaine) peuvent être proposées au cœur d'une alimentation vivante, savoureuse et végétale.

*Reconnecter : retrouver son axe corps-cœur-esprit*

Le jeûne est un élan vers l'Absolu, il libère les peurs liées à la finitude de la matière.

Une fois que le corps ralentit, que la physiologie se régule et que l'énergie afflue, la reconnexion peut se manifester. C'est le temps du retour à l'intuition, aux rêves et à la prise de recul sur sa vie. C'est le moment pour retrouver du sens et parfois redéfinir ses priorités.

**Arnaud, lors de son troisième jeûne**

« Il m'a fallu plusieurs jeûnes de quelques jours pour redéfinir mes priorités. J'ai vu alors avec une grande clarté quelle importance je devais redonner à mes enfants [...]. »

Le jeûne est un cri d'amour au corps, véritable temple et lieu d'expérience de la matière. En nous invitant à explorer nos propres ressources, il nous rappelle que « tout est déjà là ! ». Il nous ramène au point d'équilibre entre la matière et l'esprit dans l'espace du cœur. Un lieu de ressource inaltérable, intemporel. C'est votre Terre personnelle, toujours accessible même dans les périodes les plus bouleversantes : comme un rappel à la quiétude, à la tranquillité et à la joie des premiers temps de l'enfance. Vivre pleinement cette étape nous amène forcément à reconsidérer notre peur de la mort ou de la maladie. Les effets de régénération du jeûne sont d'une telle intensité que, sur un certain plan, plus rien n'est impossible. Notre vision du monde issue de nos croyances erronées ne tient plus.

**À noter**

Dans cette phase, la méditation de la reconnexion au cœur, ainsi que les exercices de cohérence cardiaque proposés en fin d'ouvrage vous seront très utiles.

Au travers des grandes traditions, le jeûne est proposé comme un temps de retour à soi, tel un bilan personnel. Il nous invite à quitter ce qui n'a plus lieu d'être pour s'ouvrir aux changements. Là est l'expérience de la reconnexion : les pieds bien ancrés dans le sol rassurant de notre Terre, la tête inspirée par le Ciel et le cœur avec les Hommes.

### Faites le jeûne que vous avez le temps de bien faire

Jeûner implique de prendre aussi le temps de s'extraire autant que possible des exigences du quotidien. Le métabolisme digestif et plus largement le système nerveux autonome via sa branche parasympathique (le « guérisseur ») n'ont que faire de nos exigences temporelles ! Bien au contraire, les stress extérieurs et les contraintes en tout genre nécessitent un effort d'adaptation qui réactive la branche orthosympathique (« le guerrier ») et bloque le métabolisme dans sa fonction de récupération.

L'avantage avec le jeûne c'est qu'il est possible de l'adapter à votre situation. Ne rentrez pas dans la contrainte du temps, nous sommes suffisamment baignés dedans. Plongez dans un moment de respiration personnelle qui vous propose de ralentir. Que vous soyez encadré par des professionnels lors d'une semaine de jeûne au vert ou chez vous pour une soirée confortable de monodiète avec un bon livre, la démarche reste identique dans son essence. C'est un temps pour vous !

**À noter**

Si vous ne pouvez pas y consacrer plus de quelques heures, restez simple, un jeûne sur une soirée ou une petite monodiète de saison sur une journée restent tout à fait compatibles avec une vie active prenante.
Avant de vous lancer dans un jeûne saisonnier, calculez bien les périodes de préparation et de réalimentation selon les indications que vous trouverez au chapitre concerné.
Mieux vaut bien mener un jeûne sur une très courte durée que d'en bâcler un sur une durée plus longue.

## Jeûner chez soi ?

En dehors de contre-indications évoquées, il n'y a pas de risque à jeûner quelques jours, à condition d'être en bonne santé ! Vous aurez cependant bien compris qu'il ne s'agit pas seulement de jeûner de nos écarts et surcharges alimentaires. Le jeûne nous invite à ralentir sur tous les plans ! La qualité de l'environnement lors de votre jeûne est essentielle. Afin que le corps puisse « relâcher » et favoriser les processus de régénération, il doit se sentir en confiance.

> ***Observez...***
>
> Observez un chien qui cherche un endroit pour s'endormir... Il tourne, cherche, pose ses pattes. Est-ce suffisamment chaud ? Accueillant ? Confortable ? Son cerveau reptilien est à l'œuvre !

Choisissez un endroit au calme. Si vous habitez en ville, il est plus raisonnable de vous essayer à des jeûnes courts ou des monodiètes. Pratiquez du jeûne nocturne jusqu'à 16 heures ou une journée complète. Il est toujours plus compliqué de jeûner plus longtemps lorsque vous avez beaucoup de sollicitations extérieures. Sur plusieurs jours de jeûne, tous les sens sont en éveil et, en ville, cela peut devenir difficile. Les stimuli extérieurs sont nombreux et peuvent vous détourner de vos ressentis. C'est d'autant plus vrai si vous débutez. Avec la pratique, de nombreuses personnes jeûnent même en travaillant. Le corps s'habitue et l'adaptation de l'organisme est plus facile. Sur des durées plus longues, il est conseillé de vous mettre au vert. Réservez-vous alors une petite semaine à l'avance et louez par exemple un gîte avec des amis. La nature, les forêts, les cascades, les rivières et les bords de mer sont des lieux de prédilection. La richesse de l'air de ces espaces en ions négatifs permet d'éliminer les radicaux libres que l'organisme génère au quotidien. C'est un vrai plus pour votre jeûne.

### Le jeûne en groupe

Lors de jeûne en groupe même dépourvu d'artifices religieux ou ésotériques, les participants sont plongés dans un espace-temps particulier. Le groupe y devient une ressource, un support bienfaisant dans lequel peuvent s'engager des espaces de discussions thérapeutiques.

**À noter**

En groupe, il ne s'agit pas uniquement de votre jeûne et de votre seule et unique expérience. Vous êtes participatif aux expériences des autres et c'est autant de miroirs révélateurs sur soi-même.

De nombreux centres proposent des accompagnements au jeûne avec des gammes de tarifs très larges. Le jeûne en groupe peut se révéler un excellent choix pour une première fois. L'expérience des organisateurs vous met en confiance et vous pouvez plus facilement relâcher. La plupart des centres proposent de la randonnée et des soins comme les massages, l'ostéopathie ou la réflexologie qui optimisent le travail de votre vitalité. Certains lieux proposent un jeûne avec moins d'activités, laissant toute l'énergie aux processus de régénération.

Peu importe l'approche, si vous souhaitez jeûner en groupe, choisissez un lieu au vert et dépaysant et profitez d'un vrai temps de vacances.

**Jeûner en groupe ? Oui, si...**

- C'est votre première fois. Vous avez une certaine appréhension à l'idée de jeûner.
- Vous souhaitez une prise en charge complète.
- Vous présentez des problèmes de santé (un avis médical sera alors important).
- Vous souhaitez vivre une expérience humaine hors norme.

## Les contre-indications du jeûne

Le jeûne proposé dans cet ouvrage n'excède pas 10 jours et reste dans un cadre préventif. Il s'adresse à des personnes en bonne santé ne présentant pas de pathologie particulière. Dans ces conditions, et par expérience, le jeûne de 10 jours est très bien toléré. Au-delà, il est conseillé d'être encadré par un professionnel ayant l'expérience du jeûne. Le jeûne est un fonctionnement physiologique normal du corps, mais il peut être contre-indiqué dans certaines situations. En voici les principales mais, en cas de doute, il est impératif de prendre un avis médical avant de vous lancer dans l'expérience, aussi courte soit-elle.

Principales contre-indications :

- **Insuffisance hépatique et/ou rénale :** ces organes filtres ont un rôle majeur dans la physiologie adaptative du jeûne, un mauvais fonctionnement de leur part et c'est toute la chaîne métabolique qui est perturbée.

- **Diabète de type 1 ou insulinodépendant :** la régulation de la glycémie y est ici artificielle, alors que l'adaptation au jeûne demande à retrouver notre adaptation naturelle, les hypoglycémies peuvent être trop difficiles à gérer.
- **Les hyperthyroïdies :** ici le métabolisme est en hyperfonction, laissant la place à peu de réserve de graisses, la régulation organique y sera compliquée.
- **La peur du jeûne :** inutile de se rajouter de l'angoisse. Commencez peut-être un accompagnement avec un thérapeute, car cette peur est un fil intéressant de la pelote à tirer !
- **Anorexie et/ou boulimie :** le jeûne pourrait alimenter la problématique et renforcer la névrose, un accompagnement au préalable avec un professionnel permettrait de jeter de bonnes bases alimentaires avant d'envisager des diètes.
- **Les carences nutritionnelles avérées :** jeûner tend à réguler et à optimiser nos réserves vitaminiques et minérales mais si nous sommes déjà en carence mieux vaut se recharger avant d'entreprendre un jeûne.
- **La prise de médicament :** même si la prise de certains médicaments ne présente pas de problèmes particuliers, nous ne conseillons pas de jeûner. Si vous prenez des médicaments et souhaitez absolument essayer le jeûne, demandez un avis médical.
- **Tabagisme, alcoolisme et toxicomanie :** il est évident que la prise d'alcool, de tabac ou de

drogue lors d'un jeûne est fortement contre-indiquée. Les dépendances à des drogues nécessitent une prise en charge médicalisée, au risque de créer des épisodes de décompensation lors de leur arrêt.

- **La grossesse :** par précaution, nous ne proposons pas de jeûne aux femmes enceintes. Sous surveillance avisée, il est possible de faire des diètes courtes et ciblées, consultez alors votre médecin.
- **Les enfants :** en période de croissance, les besoins nutritionnels des enfants sont incompatibles avec le jeûne. Même si dans la nature nous pouvons trouver des exemples de cette pratique chez les petits de certains animaux[1], il n'est pas conseillé d'entreprendre un jeûne chez l'enfant. Des monodiètes courtes ou des temps de repos digestifs nocturnes peuvent cependant être menés, faites-vous alors accompagner par un naturopathe.
- **Les grands dévitalisés ou les personnes âgées fatiguées :** présentent souvent des carences ou des fatigues importantes. Le jeûne c'est la symphonie du vivant, mais il faut que notre vitalité l'orchestre correctement ! Des diètes courtes, régulières et de saison sont plus indiquées.

Et, plus généralement, en cas de symptômes divers et variés, consultez votre médecin et abstenez-vous d'entreprendre un jeûne.

1. Lors de son intervention au colloque de l'Isupnat début 2017 à Paris, « Yvon Le Maho parle du jeûne chez le petit du manchot empereur ».

# CHAPITRE 4

# Je jeûne… en pratique

Vous êtes prêt(e) pour jeûner, prendre enfin du temps pour vous et vous ressourcer ? Nous vous proposons plusieurs approches afin de (re)découvrir cette pratique ancestrale.

## Pour s'initier en douceur : le jeûne au quotidien

### *Le jeûne nocturne*

Simple, pratique et accessible, le jeûne nocturne gagne à être redécouvert. La nuit, le corps jeûne tout naturellement. Ce besoin de repos digestif nocturne fait partie pleinement de notre physiologie. Il permet à l'organisme de se nettoyer. Retrouver un temps suffisant de repos digestif, c'est un premier pas vers des jeûnes plus longs et c'est aussi un moyen sur le long terme de préserver son organisme.

- **Pour qui ?**

Toute personne désireuse de faire un premier pas dans le jeûne. Vous souhaitez jeûner, mais vous ne savez pas comment va réagir votre organisme. Le jeûne nocturne vous remet simplement dans un métabolisme normal. Le corps doit alterner en effet sur une journée de 24 heures une période d'activité diurne Yang avec une période de repos nocturne Yin. Lui proposer ainsi d'augmenter le temps de repos digestif complet va dans le sens de cet équilibre. L'augmentation du temps nocturne de repos digestif permet de retrouver un équilibre alimentaire et pondéral sur du long terme. La sagesse populaire et les recherches actuelles confirment l'idée que le repas du soir doit être léger. La sécrétion d'insuline lors du repas du soir semble plus importante qu'à un autre moment de la journée, ce qui induit une prise de poids majorée pour les mêmes calories ingérées[1].

♦ **Préparation**

Le jeûne nocturne ne nécessite pas de préparation si ce n'est de prendre un repas léger le soir. Bien évidemment une hygiène de vie correcte facilitera la mise en place de temps de repos digestif plus long.

♦ **Pratique**

Commencez par quelques jours à 12 heures puis 14 heures, 16 heures et 18 heures, jusqu'à explorer une journée de jeûne. Pour une pratique optimale, il est impératif de limiter votre consommation de sucre, café, tabac, alcool après 16 heures. Prévoyez un repas léger le soir et essayez de laisser 2 heures avant de vous coucher.

Par exemple pour un repas pris à 19 heures, couchez-vous à 21 heures et prenez votre petit-déjeuner à 7 heures le matin ; vous laissez ainsi 12 heures de repos digestif. Vous pouvez augmenter

1. JAKUBOWICZ D., « High Caloric Intake at Breakfast vs Dinner Differentially Influences Weight Loss of Overweight and Obese Women », NCBI, 21 décembre 2013.

ce temps progressivement : avec un petit-déjeuner à 9 heures, 11 heures ou 13 heures laissant 14 ; 16 et 18 heures de repos digestif !

***Repas conseillés le soir***

- Légumes vapeur avec huile de première pression à froid + céréales sans gluten : quinoa, millet, sarrasin, riz, etc. avec un filet d'huile de première pression à froid biologique (olive, colza, noix, chanvre, etc.)
- Potage avec un œuf poché ou céréales et légumineuse : lentilles corail + riz par exemple. Évitez les viandes rouges ou grasses plus longues à digérer et libératrices d'acides.
- Salade de « cuidités » (crudités légèrement passées à la vapeur) : chou chinois, carotte, betterave râpée, fenouil, etc.
- Smoothie digeste : 1/2 banane, du lait de coco et des feuilles d'épinards frais au blender.

Si votre repas du soir est difficilement modifiable, car c'est le repas de « famille » pris ensemble ou que vous avez trop d'appétit le soir, repoussez le petit-déjeuner de manière à allonger le temps de repos digestif de la même manière. Vous verrez déjà sur une semaine que des effets sont perceptibles : le sommeil peut être plus profond et récupérateur, certains désordres digestifs peuvent disparaître comme les gaz et les ballonnements. L'allègement du travail digestif peut également contribuer à réduire certains maux de dos lorsqu'ils sont liés à une accumulation de déchets. Si vous aviez peu d'appétit le matin celui-ci peut revenir et transformer ainsi le petit-déjeuner en un vrai festin.

• **Périodicité**

Le jeûne nocturne peut se pratiquer toute l'année sans difficulté et prépare facilement le corps à retrouver cette fonction ancestrale d'adaptation. Vous pouvez par exemple jeûner 16 heures, une fois par semaine, ou deux fois ou même tous les jours. Vous trouverez par expérience le rythme qui vous convient le mieux. L'essentiel est de vous permettre de goûter à ces temps de repos digestif. Comment vous y sentez-vous ? Quelle y est votre vitalité ? Votre joie ?

**Le jeûne nocturne**

| **Je découvre...** | **Je confirme...** | **Je vais plus loin...** | **Je m'approche de la journée de jeûne...** |
|---|---|---|---|
| Je prends mon dernier repas à 19 heures. | | | |
| Je prends mon petit-déjeuner à 7 heures. | Je prends mon petit-déjeuner à 9 heures. | Je prends mon petit-déjeuner à 11 heures. | Je prends mon petit-déjeuner à 13 heures. |
| **Je laisse 12 heures de repos digestif nocturne.** | **Je laisse 14 heures de repos digestif nocturne.** | **Je laisse 16 heures de repos digestif nocturne.** | **Je laisse 18 heures de repos digestif nocturne.** |

En laissant des périodes de plus en plus longues de repos digestif, vous habituez votre organisme à utiliser vos stocks de graisse comme carburant. En effet, le jeûne fait chuter l'insuline[1], ce qui a pour effet de faciliter la mobilisation des graisses corporelles.

1. Hormone sécrétée par le pancréas ayant pour action de provoquer l'entrée du sucre dans les cellules pour leur utilisation ou stockage. L'insuline empêche également l'utilisation des graisses comme carburant.

*La journée de jeûne*

C'est la suite du temps de jeûne nocturne. La journée de jeûne est facile à insérer dans notre quotidien. C'est une façon peu contraignante de jeûner qui permet de proposer au corps un repos salvateur.

- **Pour qui ?**

Si vous souhaitez aller plus loin et commencer à découvrir de manière plus avancée comment votre corps réagit à l'absence de nourriture, la journée de jeûne est pour vous ! Elle vous permettra d'appréhender rapidement les formidables capacités du corps ! De nombreuses personnes jeûnent une fois par semaine sur une journée. Ce temps de repos digestif habitue l'organisme à utiliser plus facilement les graisses stockées et réduit sensiblement la ration globale calorique sur une semaine. Simple à mettre en place, nous recommandons toutefois de placer cette journée sur un temps de repos. Le samedi, le dimanche ou le lundi sont souvent des jours parfaits pour jeûner.

**Étienne choisit une journée de repos digestif par semaine**

Étienne, commerçant sur Paris, prit l'habitude après un jeûne de 5 jours de faire une journée de repos digestif par semaine. Le lundi s'est imposé de lui-même, étant une journée où sa boutique est fermée. Il en profite pour gérer efficacement ses commandes avec le gain de temps que procure l'absence de repas !

♦ **Préparation**

Il vous suffit de planifier à l'avance le jour le plus adéquat et de vous y tenir ! La veille au soir et le lendemain matin de votre jeûne, limitez votre repas à un bouillon, une soupe ou un bol de légumes vapeur.

♦ **Pratique**

Pendant votre journée de jeûne, vous pouvez boire de l'eau, des tisanes, de l'eau citronnée tiède agrémentée de gingembre râpé. Si l'abstinence alimentaire est trop contraignante, intégrez un ou deux jus de légumes frais ou en bouteille. Des jus de fruits dilués avec de l'eau sont aussi possibles.

Trouvez votre formule, et faites-vous confiance ! Votre corps s'exprime !

***Je décide de jeûner lundi…***

**Dimanche soir,** je fais un repas léger : légumes vapeur, bouillon, jus de légumes, etc.

**Lundi,** je jeûne et je bois des tisanes, de l'eau et éventuellement des jus de légumes ou de fruits dilués, etc. Je continue mes activités ou je me permets quelques exercices physiques ou méditatifs (voir en fin d'ouvrage).

**Mardi matin,** je reprends par un petit-déjeuner léger : fruits croquants, lait végétal (amande, riz, soja, etc.), pain sans gluten, purée de fruits sans sucre, léger filet de purée d'oléagineux (amandes, noix, noisettes, noix de cajou, etc.).

Bravo, vous avez jeûné une journée, vous avez mis efficacement au repos votre système digestif et engrangé un sérieux capital de confiance en vous !

- **Périodicité**

La journée de jeûne peut se pratiquer de temps en temps ou plus régulièrement de manière rituélique chaque semaine. D'une manière générale, le corps préfère la régularité. Essayez par exemple d'installer cette journée une fois par semaine sur une certaine durée : un mois, trois mois ou même à l'année. Les variations sont infinies.

*La monodiète*

La monodiète consiste en l'absorption exclusive d'un seul aliment sur un repas ou plusieurs jours. Pratiquée ponctuellement et avec discernement, elle normalise les encombrements digestifs. Elle améliore les états de fatigue et permet au corps de faire son travail de détoxication plus facilement. La monodiète s'insère très facilement dans nos vies, le lendemain d'un repas de fête par exemple, ou à l'occasion de vacances l'été où les fruits juteux abondent. En lien avec la saison, les fruits ou légumes consommés auront également des propriétés thérapeutiques particulières. C'est une sorte de jeûne couplé à une cure de fruits ou légumes aux vertus spécifiques.

Prévoyez une préparation alimentaire et une reprise si vous envisagez de pratiquer une monodiète sur plus de 2 jours. Vous pouvez facilement suivre celle proposée pour le jeûne un peu plus loin dans l'ouvrage.

**À noter**

Précisons tout de même que les fruits et les légumes doivent être de saison et de qualité bio. Vous éviterez ainsi une cure de pesticides non souhaitables !

Vous trouverez ci-dessous quelques monodiètes d'exception.

♦ **La monodiète de raisin : la cure « uvale »**

C'est une monodiète très connue depuis l'Antiquité et remise en vogue au XIXe siècle en France. Elle est pratiquée régulièrement par de nombreuses personnes. Elle se conduit très facilement de 1 à 21 jours car elle ne fatigue pas, le raisin étant riche en lévulose ou fructose. Les activités de la journée peuvent se conduire sans problème. Le raisin est fortement diurétique[1] ayant une bonne action contre l'acide urique. Sa richesse en minéraux en fait un excellent fortifiant très utile en cas de fatigue. C'est également un bon activateur des organes d'élimination par son action cholagogue[2] et laxative[3]. On le proposera en cas de fatigue et de lourdeurs digestives. Cette monodiète de fin d'été épure l'organisme afin de préparer l'arrivée de l'automne.

**À noter**

Attention aux grands allergiques : la présence de tyramine qui est un précurseur de l'histamine[75] peut déclencher des réactions fortes. Les diabétiques et particulièrement les insulinodépendants (type 1) éviteront aussi cette monodiète pour des raisons évidentes de gestion de la glycémie.

1. Augmente la production d'urine.
2. Contracte la vésicule biliaire et facilite sa vidange.
3. Active le transit intestinal.
4. Médiateur principal de l'allergie, responsable de la réaction inflammatoire lors de la réponse immunitaire.

**_En pratique_**

Choisissez un bon raisin biologique à consommer à satiété. Dans cette idée, il faut faire des repas toutes les 2 heures et manger jusqu'à 3 kilos de raisin par jour au besoin. En cas de colite (inflammation du côlon), évitez de manger les pépins et mastiquez abondamment. Cette monodiète peut se mener sur 1 repas ou plus et jusqu'à 3 semaines sans difficulté.

### ♦ La monodiète de pommes

**Denis reprend son alimentation avec une pomme après 9 jours de jeûne**

« Une saveur sucrée liée à un léger piquant acide puis l'explosion des saveurs en bouche me laissèrent profondément touché. C'était comme rencontrer le Divin et le Lumineux au cœur d'un fruit que je croyais tellement banal… »

La monodiète de pommes est la star incontestable ! Ce fruit généreux est apprécié comme « remède-aliment » dès la plus Haute Antiquité. Facile à pratiquer, plaisante, elle est très indiquée pour les problèmes de surcharges liées au foie et à la vésicule biliaire. Riche en pectine, elle est de grand intérêt pour l'écosystème intestinal qui raffole de ces fibres. En cas d'intestins irritables et facilement ballonnés, il vous suffit de retirer la peau et de cuire les pommes. La compote sans sucre ajouté, sur un repas ou plusieurs jours, apaise les irritations de l'intestin et dégorge le foie.

### Propriétés de la pomme

La pomme active l'élimination de l'acide urique. Ses pectines font baisser le cholestérol et ont une action protectrice de l'estomac. Sa richesse en acide malique décongestionne la vésicule biliaire et les reins en cas de calculs.
La pomme est une monodiète facile d'accès. Son action est remarquable en cas de troubles digestifs, de surcharges alimentaires et d'engorgement du foie.

### *En pratique*

Consommez si possible les pommes avec la peau, jusqu'à 3 kilos par jour, crues, cuites, râpées. On évitera les Granny Smith très acides et les pommes non mûres. En cas de colite[1], il suffit de cuire les pommes en compote ou entières au four en retirant éventuellement leur peau. La peau séchée peut servir à faire des décoctions, ce qui se révèle utile en cas de fièvre ou de rhumatisme ; boire alors entre 4 à 6 tasses par jour.
La monodiète de pommes peut se conduire sur un repas, une journée ou sur plusieurs semaines sans contraintes.

**♦ La monodiète de bananes**

Disponible toute l'année, riche en potassium, magnésium, fibres et en vitamines C, la banane est une monodiète très apaisante pour l'intestin. Elle

1. Inflammation de l'intestin.

est aussi intéressante en cas de débordement d'acide au niveau de l'estomac. Elle régule les troubles intestinaux en apaisant les diarrhées notamment. Largement alcaline, elle régule les excès d'acides et est un aliment d'exception pour la récupération après l'effort. Elle comble les tempéraments plutôt frileux et accompagne les besoins lors de la croissance des enfants. Son usage sera modéré en cas de diabète avancé ou de constipation rebelle.

**Le petit plus, le sorbet de banane...**

Vous avez un extracteur de jus ? Vous pouvez vous confectionner à la minute un délicieux sorbet au fruit entier.
Choisissez des bananes bien mûres, coupez-les en morceaux et placez-les dans un sac au congélateur. Au bout de 24 heures, sortez les bananes et passez-les à l'extracteur avec l'outil de broyage. Vous obtiendrez un sorbet délicieux et rapide à réaliser !

***En pratique***

Sur 1 à 3 jours au maximum, consommez jusqu'à 10 bananes bien mûres par jour. Veillez à bien les mâcher et à les ensaliver. On peut les écraser au préalable avec une fourchette afin de déclencher une oxydation des amidons qui en facilite alors grandement la digestion et l'assimilation.

**♦ La monodiète de cerises**

Une grande monodiète à ne pas rater ! Bien mûres et biologiques, les cerises sont une invitation à un grand moment de délice et de dépuration. D'une soirée à une journée par semaine, elle lance avec brio la saison des monodiètes d'été. Pensez à bien conserver les queues de cerises et préparez-les en décoction (une poignée bouillie dans un litre d'eau pendant 15 minutes). Cette tisane accompagnera l'élimination rénale très favorablement. Très diurétique, la cerise participe à favoriser la détoxication et la perte de poids. Elle est d'intérêt pour les calculs vésiculaires, les foies engorgés, les fermentations intestinales et les troubles articulaires.

***En pratique***

Sur 1 à 5 jours, ou 4 jours par mois. Consommez au maximum 3 kilos de bonnes cerises bien mûres et non acides par jour. À éviter en cas de colite et d'inflammation des intestins. Les grands diabétiques éviteront également des repas uniquement composés de ce fruit très sucré.

**♦ La monodiète de pêches**

Douces, agréables, sucrées ; les pêches sont un trésor de l'été. Consommées en guise de repas lors de petit-déjeuner, de goûter ou de soirée, elles peuvent constituer d'agréables monodiètes de plusieurs jours. Très indiquée pour la paresse intestinale, la cure de pêches est également diurétique et est un bon soutien des estomacs fatigués.

**En pratique**

Consommez de 2 à 5 kilos par jour de pêches bien mûres, crues, en jus ou encore en compote. Dans le cas d'intestins sensibles, retirez la peau. À éviter en cas de diabète avancé.

- **La monodiète de carottes**

Une monodiète agréable à mener. La carotte est très nutritive et peut se préparer sous diverses formes. Sa grande richesse en vitamine A en fait un aliment d'exception pour renforcer l'immunité et protéger les tissus cutanés. Le bêtacarotène présent dans les carottes est l'un des meilleurs antioxydants dans la lutte contre le vieillissement. La carotte augmente la production de globules rouges et d'hémoglobine et régule efficacement l'intestin. Consommez-la crue en cas de constipation et plutôt cuite en cas de diarrhée. Son huile essentielle possède des vertus désinfectantes utiles en cas de parasite intestinal. Elle fluidifie également la bile produite par le foie. Elle est donc d'un grand intérêt en cas de calculs biliaires.

**En pratique**

En soupe, purée, jus ou râpées de 1 jour à 1 semaine. À éviter au long cours en cas de glycémie instable.

### • La monodiète de jus de légumes crus

Les jus de légumes sont de très grands remèdes de revitalisation. Très riches en vitamines et minéraux, ils permettent de concentrer une quantité de nutriments impossible à constituer autrement : il faudrait grignoter des légumes toute la journée. Frais, de saison et choisis selon leurs qualités pharmacodynamiques[1], les légumes sous forme de jus constituent une source d'éléments alcalinisant[2], de premier plan. Sous forme de monodiète, ils permettent d'effectuer une cure proche d'un jeûne tout en étant mieux tolérés par l'organisme. Lors de votre jeûne saisonnier, il est tout à fait possible de vous octroyer un verre de jus de légumes si vous en ressentez le besoin. Il vous permettra, par l'apport de minéraux, de réguler les fatigues passagères liées à la perte transitoire de potassium, de sodium et l'augmentation de l'acidité liée au métabolisme du jeûne. Habituellement, l'ajout d'une demi-pomme, d'un quart de citron ou d'un autre fruit en petite quantité rehaussera convenablement le goût parfois âpre des légumes seuls. Les jus de fruits peuvent être tolérés, mais occasionnellement en raison de leur teneur élevée en sucre.

---

1. Décrit les effets qu'un principe actif produit sur l'organisme.

2. La présence de minéraux dans les légumes permet, en s'associant à des acides, d'en limiter leur nocivité. La vie est une lutte incessante entre production d'acides liée au métabolisme de la cellule et leur neutralisation et évacuation par les organes d'élimination.

**Extracteur ou centrifugeuse ?**

Avec un extracteur de jus, les fibres sont pratiquement éliminées, ce qui permet de mettre efficacement l'intestin au repos. La lente vitesse de rotation de ces appareils génère moins de perte vitaminique par dégradation mécanique et échauffement comme pour une centrifugeuse classique. Vous pouvez mettre les légumes et fruits avec leur peau, vous profiterez ainsi de toute leur richesse en vitamines et minéraux.

Vous n'avez pas d'extracteur ? La centrifugeuse peut tout à fait convenir dans un premier temps ou même les jus en bouteille du magasin biologique.

***En pratique***

La monodiète de jus de légumes peut se mener d'une soirée à 5 jours ou plus sans problème. Prenez alors de 1 à 3 verres (de 25 centilitres) par jour.
Pensez à bien mastiquer et ensaliver votre jus afin que les enzymes digestives démarrent leur travail correctement.
Prenez des légumes de saison, usez des feuilles vertes (épinards, salades, coriandre, persil, etc.), leur richesse en chlorophylle fera des merveilles sur les intestins fatigués en proie à des gaz et ballonnements fréquents. Profitez de vous promener sur les marchés !
Laissez-vous guider par vos envies et instincts. Laissez parler les couleurs et les saveurs, les combinaisons sont infinies ! Déployez votre créativité !

**Exemples de recettes de jus**

| | |
|---|---|
| **Carotte – Citron – Curcuma** | 200 g de carottes<br>½ citron avec la peau<br>1 petit bout de racine de curcuma |
| **Carotte – Pomme – Citron** | 150 g de carottes<br>1 pomme<br>½ citron avec la peau |
| **Concombre – Céleri branche – Épinards** | 150 g de concombres<br>50 g de céleri branche<br>25 g de feuilles d'épinard |
| **Betterave – Orange – Gingembre** | 150 g de betteraves<br>1 orange bien mûre<br>1 petit bout de racine de gingembre |
| **Fenouil – Laitue – Concombre** | 100 g de fenouil<br>200 g de laitue<br>1 concombre |
| **Chou – Pomme – Coriandre** | 150 g de chou vert ou frisé<br>1 pomme<br>½ botte de coriandre fraîche |

♦ **La monodiète de riz**

Aliment doux, réchauffant et réconfortant, le riz peut être consommé en monodiète très confortablement. C'est une cure idéale pour les tempéraments frileux, les anxieux et celles et ceux à qui le jeûne fait un peu peur. Le riz désacidifie et améliore les états inflammatoires. Une cure remarquable à conduire en hiver tout en continuant à mener ses activités habituelles.

D'autres céréales peuvent être utilisées comme le sarrasin, le quinoa, le millet, l'amarante, etc. Prenez de préférence des céréales sans gluten afin de ne pas surcharger le travail intestinal.

### Le gluten

Le gluten est une protéine présente dans certaines céréales (seigle, avoine, blé, orge, épeautre). Il se révèle difficile à digérer pour certaines personnes, créant au niveau de la paroi intestinale une masse collante responsable d'inflammations et, à terme, d'une fragilisation de l'épithélium. L'intestin devenant « poreux » laisse passer des molécules qui déclenchent alors des réactions immunitaires et inflammatoires (douleurs articulaires, fatigue, problèmes digestifs, etc.). Le gluten est souvent rajouté ou augmenté par les industriels, car ses propriétés élastiques permettent de valoriser certains plats ou pains. Si la véritable allergie au gluten (maladie cœliaque), responsable d'une destruction des cellules intestinales, est rare, les intolérances plus discrètes sont en plein essor.

### *En pratique*

Consommez de préférence du riz demi-complet biologique moins irritant pour l'intestin que le complet et moins constipant que le blanc. Prévoyez un bol de riz par repas. Vous pouvez y associer largement des aromates : thym, romarin, coriandre, etc. L'ajout de légumes en petite quantité cuits à la vapeur est possible : carottes, fenouil, céleri, etc. Pour les plus gourmands, un filet d'huile de noix ou d'olive ou une noisette de graisse de coco ravira les papilles.
La monodiète de riz se conduit de 1 à 10 jours sans difficulté.

**♦ La monodiète de pommes de terre**

Dans la lignée de la monodiète de riz, la pomme de terre trouve facilement sa place lors des froides soirées d'hiver.

Puissamment ancrante, réchauffante et réconfortante, elle alcalinise les terrains fatigués et frileux.

***En pratique***

Veillez à bien choisir des pommes de terre biologiques, car les tubercules concentrent plus facilement les pesticides et autres toxiques. Ne prenez pas les pommes de terre vertes qui sont alors riches en solanine, donc toxiques.
Menée sur 1 à 3 jours et relevée d'un filet d'huile biologique, au four en robe ou à la vapeur, la monodiète de pommes de terre est très plaisante à pratiquer.

*La cure végétale*

La cure végétale se compose de repas faits de fruits et légumes crus et cuits à la vapeur ou au wok, d'aromates (romarin, thym, sarriette, cardamome, cumin…), d'un filet d'huile végétale (olive, colza, lin, chanvre, cameline…) et de quelques oléagineux (amandes, noix, noisettes…) Excluez toutes les céréales, les protéines (végétales et animales : lentilles, soja, pois chiches, haricots, œufs, viandes et poissons), les produits laitiers ainsi que les excitants (alcool, thé, café…). Buvez également beaucoup d'eau et de tisanes.

Facile à suivre, cette cure peut s'observer sur quelques jours ou plus longtemps et ne nécessite pas une préparation importante hormis l'arrêt des excitants et des protéines animales 5 à 6 jours avant. Cette cure a l'avantage de conserver de vrais repas que l'on peut faire varier en jouant sur la préparation des légumes ou des fruits : râpés, en rondelles, croquants, en purée, en soupe... Riche en fibres et en nutriments, faible en calories, elle provoque une profonde revitalisation de l'organisme tout en déclenchant des effets proches du jeûne par la production de corps cétoniques. La réaction d'adaptation de l'organisme y est cependant moins intense. C'est une alternative à privilégier en cas de syndrome d'épuisement et de baisse de vitalité dans toutes les situations où le jeûne est difficilement envisageable.

Après la cure, réintroduisez progressivement les céréales puis les protéines végétales et animales, et en tout dernier les excitants (voir à ce sujet le chapitre sur la reprise alimentaire page 160).

**Exemple de cure végétale sur 3 jours**

| | **JOUR 1** | **JOUR 2** | **JOUR 3** |
|---|---|---|---|
| **Matin** | 1 banane écrasée, filet d'huile de noix | 2 ou 3 kiwis mûrs à la cuillère | Salade orange et pomme en morceaux |
| **Dans la matinée (facultatif)** | 1 poignée de pruneaux réhydratés | Jus de carotte-pomme-citron | Jus de fenouil et de pomme |
| **Midi** | Salade de chou rouge en lanières, poignée de noisettes entières, huile de lin et jus de citron | Brocolis vapeur, filet d'huile d'olive et jus de citron | Tagliatelles de courgettes, huile de noix et graines de courge |

| | JOUR 1 | JOUR 2 | JOUR 3 |
|---|---|---|---|
| **Goûter (facultatif)** | Compote de pomme sans sucre, pincée de cannelle en poudre | Poignée d'amandes réhydratées sans la peau | Compote de poire et cardamome en poudre |
| **Soir** | Soupe de courge butternut, sel, romarin en poudre | Carottes vapeur avec la peau, cumin en poudre, filet d'huile de lin | Chou-fleur vapeur, citron et huile d'olive |

## Pour aller plus loin : le jeûne saisonnier

Vous avez déjà quelques expériences de jeûnes nocturnes ou de monodiètes ? Vous souhaitez expérimenter les processus d'adaptation de manière plus approfondie ? Vous vous sentez prêt(e) pour un jeûne de plus longue durée ? Nous allons rencontrer pas à pas les différentes étapes qui vont marquer ce formidable voyage vers vos ressources intimes. L'idée est toujours de faire place au vivant et à son expression la plus simple. Dans ce sens, nous vous inviterons tous les jours à pratiquer un ou plusieurs exercices pour vous inscrire dans une démarche globale de bien-être. Organisés autour des grandes activités d'autorégulation : « Je bouge », « Je respire », « Je médite », vous trouverez en fin d'ouvrage différentes propositions simples à mettre en pratique.

Le jeûne saisonnier, comme son nom l'indique, peut être pratiqué ponctuellement dans l'année. Prévoyez de vous extraire de vos activités professionnelles et si possible familiales pendant une dizaine de jours. L'idéal serait de pouvoir partir en vacances, en bord de mer ou isolé en montagne afin de profiter de l'énergie vivifiante de la nature. S'il n'est pas possible pour vous pour l'instant de vous octroyer suffisamment de temps, faites un jeûne quotidien ou essayez-vous à l'abstinence alimentaire sur une période plus courte.

Les changements de saison sont habituellement des périodes privilégiées pour se consacrer à un temps de « réajustement » et de revitalisation personnelle. Le changement de rythme de la nature y est tout à fait propice et invite à se libérer des surcharges et surplus.

*Jeûne et saison*

- Le jeûne du printemps nous propulse dans la nature bourgeonnante et rayonnante. C'est un temps propice à l'écriture, à la peinture et plus globalement aux arts, à l'expression et à la communication.
- L'été exprime la joie. La chaleur contribue à faciliter le jeûne et le corps est vibrant d'énergie. En cette saison, il est facile d'accompagner votre diète par des activités physiques comme la danse, par exemple. Partagez ce temps entre amis ! Vivez pleinement vos émotions, elles sont colorées et parfumées comme les fruits d'été.
- À l'automne, l'hiver se prépare déjà. Le corps trie, range et stocke son énergie. C'est le temps des bonnes résolutions de la rentrée. C'est le jeûne des projets et de la structure. On abandonne ce qui n'a plus lieu d'être pour commencer les changements.

- En hiver, le corps, tel une graine en terre, rentre dans sa coquille et attend l'explosion du printemps. Jeûner en cette saison est parfois plus compliqué, l'énergie est au plus profond et le froid demande plus d'efforts. C'est une saison cependant où le jeûne nous convoque plus intimement au mariage du corps et de l'esprit, au plus profond de notre matière.

*« En trois jours, je le relèverai. »*

**Évangile selon Saint Jean 2, 13-22**

Nous vous proposons pour ce jeûne saisonnier de jeûner entre 3 et 10 jours : c'est vous qui déterminerez le moment de stopper votre jeûne. Les processus d'autorégulation et de régénération sont difficilement réductibles à une période spécifique. 5 jours peuvent ainsi convenir à certaines personnes, mais pour d'autres il faudrait encore quelques jours pour que le corps lance ses mécanismes convenablement. À l'inverse, pour d'autres, 3 jours suffisent dans un premier temps. Rappelez-vous que seule la force vitale œuvre au cœur du vivant. C'est elle qui vous guidera et orientera les processus de régénération.

**Pourquoi au moins 3 jours ?**

Les 3 premiers jours sont souvent les plus difficiles. La faim peut être présente et selon votre préparation et habitude personnelle à la restriction calorique, votre métabolisme peut avoir des difficultés à s'adapter.

On observe fréquemment autour du troisième jour un moment d'inflexion. Un vrai changement métabolique où le corps bascule dans la physiologie adaptative du jeûne au long cours. Le métabolisme des graisses s'active pleinement et le foie est très sollicité. Passé ce cap, le corps modifie son fonctionnement, les corps cétoniques issus des graisses apaisent et tranquillisent.

En 3 jours, le corps expulse les encombrements superficiels, il expérimente l'utilisation des graisses. C'est une première expérience qui peut se terminer là pour une première fois. Inutile de forcer ! En 3 jours déjà, vous faites chuter l'insuline, vous mobilisez vos graisses, vous fortifiez votre confiance en vous !

Si vous en ressentez l'envie et que le corps semble manifester qu'il est encore en plein travail de régulation, le jeûne peut être continué. Vous évaluerez ensuite jour par jour vos sensations : du corps, du cœur et de l'esprit afin de déterminer si vous continuez votre chemin.

*La préparation alimentaire*

Lorsque vous planifiez un jeûne saisonnier, il est important de prévoir également le temps de la préparation alimentaire puis de la reprise. En préparant convenablement votre jeûne, vous facilitez sa conduite et vous mettez en condition les intestins et les organes d'élimination. Certaines pratiques hygiénistes ne conseillent pas de préparation spécifique. C'est possible si vous avez déjà installé une alimentation dite « hypotoxique », dans ce cas il vous suffit, sur les 2 jours précédant votre jeûne, de faire la part encore plus belle aux légumes et fruits crus et cuits à volonté.

**Qu'est-ce que l'alimentation hypotoxique ?**

L'alimentation hypotoxique est à rapprocher des travaux du Dr Jean Seignalet dans son ouvrage majeur, *L'alimentation ou la troisième médecine*. La dénaturation alimentaire est pour lui la source d'une agression constante de la paroi intestinale, déclenchant des mécanismes inflammatoires et allergiques précurseurs des maladies de civilisation. Il préconise un retour à une alimentation ancestrale basée sur des fruits, des légumes, des céréales non transformées et sans gluten (riz, millet, quinoa, sarrasin...) ainsi qu'une cuisson douce de type vapeur. Les produits laitiers en tant qu'aliments non spécifiques à l'espèce humaine sont également écartés. De nombreuses personnes témoignent tous les jours de l'efficacité de ce régime qui n'est, ni plus ni moins, que l'expression du bon sens.

- **Préparation alimentaire habituelle**

Démarrez votre préparation une semaine avant le début de votre jeûne. Jour après jour, vous retirerez de votre alimentation une catégorie d'aliments. Cette « descente alimentaire » allégera le travail des intestins, les habituant progressivement à la restriction calorique. En terminant sur les derniers jours par un apport massif de fibres avec les fruits et les légumes, vous « balayerez » efficacement les éventuels résidus de la lumière intestinale.

- **J-7 :** retirez les excitants qui modifient les réponses habituelles de votre physiologie : café, thé, alcool, tabac, sucre, etc. Ces substances activent artificiellement votre métabolisme, leur arrêt préalable est fondamental afin de retrouver votre équilibre naturel.

**À noter**

L'arrêt des excitants et notamment du café peut déclencher des maux de tête. La caféine a un effet vasoconstricteur sur les vaisseaux sanguins du cerveau. Son arrêt déclenche une vasodilatation pouvant être à l'origine des maux de tête. Une goutte d'huile essentielle de menthe poivrée en friction sur les tempes et l'arrière de la tête ainsi que des infusions de grande camomille seront d'un grand secours.

- **J-6 :** retirez les protéines fortes, viandes rouges, viandes blanches, œufs, charcuterie, etc. Leur lente digestion demande un effort digestif conséquent. Elles génèrent également de nombreux déchets, dont l'acide urique que le corps doit neutraliser.
- **J-5 :** retirez les produits laitiers, yaourts, fromages, flans, laits, etc. Leur retrait stoppe l'arrivée de la caséine, une protéine collante qui se comporte comme le gluten au niveau de l'intestin. Les produits laitiers génèrent également la production de beaucoup de mucus au niveau digestif responsable d'un engorgement du système lymphatique.

- **J-4 :** retirez les protéines végétales, lentilles, pois chiches, fèves, haricots, etc. Le travail de la digestion en sera alors considérablement allégé et les éventuels gaz et ballonnements se normaliseront.
- **J-3 :** retirez les céréales à gluten, seigle, avoine, blé et orge, pains, pâtes, etc. Un net regain d'énergie est observable rapidement lors de leur éviction. Cette simple mesure, pouvant être d'ailleurs prise ponctuellement au quotidien, suffit très souvent à retrouver une digestion confortable.

**Le saviez-vous ?**

En plus de mettre en difficulté votre digestion, le gluten, mais également la caséine (protéine du lait), peut déclencher un véritable phénomène d'addiction ! En effet, en cas de mauvaise digestion, ces molécules peuvent se dégrader en peptides opioïdes proches de la morphine. Ces molécules complexes – gliadomorphine, casomorphine et autre gluteomorphine – interagissent avec les neurotransmetteurs en se fixant sur les récepteurs à opiacés du cerveau comme le feraient la morphine ou l'héroïne.

- **J-2 :** retirez les oléagineux, amandes, noix, noisettes, noix de cajou… Le retrait de ces aliments riches en graisse permet de commencer à alléger le travail du foie, le préparant ainsi à son activité lors du jeûne. À partir de cette étape, votre alimentation est constituée de fruits et de légumes de saison crus et cuits à volonté. Votre transit a pu s'accélérer un peu sur la semaine avec de possibles évacuations plus liquides. C'est plutôt normal et souhaitable !

Pensez aussi à bien les mastiquer afin d'en extraire le maximum de vitamines et de minéraux. En cas d'intestins irritables, il vous suffit de privilégier les légumes cuits à la vapeur et de retirer la peau des fruits. Votre système digestif est alors prêt à lancer ses mécanismes de régénération. Libéré de son travail d'assimilation, balayé par les fibres, il peut se consacrer pleinement à l'épuration des déchets et à la régénération cellulaire.

♦ **Purge ou pas purge ?**

Une question qui divise parfois les jeûneurs les plus aguerris ! Les points de vue divergent quant à la nécessité de purger ou pas le système digestif avant de démarrer un jeûne. Les hygiénistes puristes laisseront bien volontiers le vivant faire « ce qu'il a à faire » alors que les approches plus modernes systématiseront l'usage d'une purge.

Par expérience, une préparation alimentaire convenablement menée devrait suffire à vider vos intestins progressivement. L'apport de fibres important sur les derniers jours favorisera le transit en accélérant l'évacuation des matières. La vitalité s'exprimant au travers du péristaltisme est normalement suffisante pour évacuer et libérer nos intestins.

En cas de constipation, de gaz et autres ballonnements, une purge peut se révéler cependant salvatrice afin de suppléer une fonction intestinale en difficulté et préparer convenablement le jeûne.

**À noter**

La constipation s'est malheureusement largement démocratisée. Considérez-vous en constipation si vous n'émettez pas au moins une fois par jour une selle abondante et facile à expulser. La pauvreté en fibres de l'alimentation, le stress, la sédentarité et la déshydratation en sont les causes majeures.

Voici quelques purges classiques :

- **Sels d'Epsom ou sulfate de magnésium :** vous les trouverez en pharmacie ou en boutique biologique. Il vous suffit d'en diluer 20 grammes dans un litre d'eau et de rajouter le jus d'un demi-citron. L'amertume de ce breuvage sera plus douce en le mettant quelques heures à l'avance au frigo.
- **Sels de nigari ou chlorure de magnésium :** mélangez 20 grammes dans un litre d'eau, c'est nettement moins agréable à boire mais tout aussi efficace. Vous le trouverez aussi en magasin biologique ou en pharmacie. L'ajout de citron est vivement recommandé !
- **Huile de ricin :** mélangez 4 à 5 cuillères à soupe d'huile (que vous trouverez en magasin biologique) avec un jus de fruits. À boire d'une traite afin de déclencher une évacuation abondante. À noter que l'huile de ricin est déconseillée en cas de calculs biliaires. Elle est également à éviter pour les femmes enceintes et les personnes sujettes aux spasmes intestinaux.

**À noter**

Les purges aux sels ne sont pas recommandées en cas d'hypertension artérielle et de fragilité des reins. En cas de doute, abstenez-vous de les utiliser.

Vous pouvez aussi accompagner de manière plus douce la libération intestinale avec du psyllium ou une poche à lavement. Vous trouverez en fin d'ouvrage les indications utiles à leur usage.

♦ **L'irrigation du côlon**

Cette technique est encore méconnue en France. Largement démocratisée en Allemagne et aux États-Unis, elle est de plus en plus proposée au sein de centre d'accompagnement au jeûne. Les praticiens formés à cette méthode pratiquent aussi en libéral en cabinet. L'irrigation du côlon consiste à pratiquer un « bain » du gros intestin grâce à l'usage d'une machine spécifique reliée au réseau d'eau et utilisant une canule double-flux introduite dans le rectum. Le débit et la température sont adaptés en temps réel par le praticien formé à la méthode de manière à accompagner les mouvements profonds d'évacuation. Le corps est ainsi libéré des gaz et autres matières pouvant stagner parfois plusieurs jours dans les recoins du côlon. C'est une approche très complémentaire du jeûne qui peut être proposée dès le début ou même à la fin lors de la reprise alimentaire. Plus largement elle peut être conseillée ponctuellement en tant que technique majeure d'hygiène de vie.

### Zoom sur le gros intestin

Le gros intestin est la partie terminale du système digestif. Il est constitué de plusieurs segments : ascendant, transverse, descendant, sigmoïde. De nombreux sphincters le parcourent ; ils régulent la progression des matières. Il est séparé de l'intestin grêle par la valvule iléo-cæcale. C'est « l'éboueur » du corps qui a pour fonction d'éliminer les déchets non assimilés par l'intestin grêle en les concentrant et les moulant. Il peut également réabsorber de l'eau et certaines vitamines et participe grandement au métabolisme en général grâce à l'action de la flore bactérienne. Il conclut l'expérience digestive en relâchant ce qui n'a « plus » lieu d'être. Un défaut de sa fonction et nous retenons alors les matières ; refusant l'expérience de « l'abandon » et du « lâcher-prise ».

Pour la pratique de votre jeûne saisonnier, il est tout à fait possible de prévoir une irrigation du côlon dans votre phase de préparation alimentaire. Il suffit de prendre un rendez-vous auprès d'un praticien compétent. En plus de libérer et de soulager les rétentions de matières, cette approche permet une véritable libération des retenues plus émotionnelles, permettant d'amorcer un travail thérapeutique plus profond.

*Je jeûne*

Une fois la préparation effectuée et les intestins libérés, le jeûne peut commencer ! Dans notre approche, nous vous proposons de revenir aux ressentis des besoins organiques profonds de votre corps. Vous serez donc à l'écoute des signaux de votre métabolisme afin de construire par vous-même le jeûne qui vous convient le mieux.

En termes de durée, l'expérience de jeûne saisonnier proposée va de 3 à 10 jours. Il est possible bien sûr de stopper votre jeûne avant 3 jours mais, par expérience, cette durée est nécessaire au corps pour lancer pleinement l'adaptation au jeûne.

♦ **Écoutez-vous !**

Le premier objectif du jeûne est l'écoute attentive de vos besoins. Envie de dormir et de siestes fréquentes ? Allez-y ! Laissez l'organique se manifester ! Dans les premiers jours, il est fréquent que le corps se relâche. En décompensation de l'excès de stress quotidien, il en profite pour activer fortement le « guérisseur », déclenchant ainsi des fatigues, des « coups de barre » et autres envies de siestes.

Cette léthargie est normale et signe pour vous un réel besoin de récupération. Il en est de même pour le réveil, laissez-vous guider par votre envie et, au besoin, prolongez ce temps de repos au lit ! Bâillez, étirez-vous et accueillez les sensations corporelles. Si vous en avez envie, essayez de vous recaler sur le rythme jour/nuit. Le temps du jeûne, vous pouvez vous resynchroniser avec le rythme naturel et favoriser votre fonctionnement hormonal.

**À noter**

L'information lumineuse captée par les yeux et transmise à l'hypothalamus permet de réguler notre physiologie. Le jour, les hormones de l'action (adrénaline, cortisol…) sont ainsi sécrétées et, lors de la baisse de la luminosité, ce sont les hormones du sommeil qui s'activent, dont la mélatonine.

♦ **Hydratez-vous !**

Lors de votre jeûne, il est essentiel de boire tout au long de la journée. Selon la coloration et la fréquence de vos urines, il sera judicieux d'adapter les quantités absorbées. Pensez cependant à en boire une partie sous forme d'eau pure sans ajout de tisane. Cette eau sera essentielle pour favoriser le travail rénal et l'évacuation des déchets. Tout au long de la journée, citron chaud, gingembre râpé et tisanes accompagneront très favorablement votre jeûne. Nous vous proposons également en fin d'ouvrage quatre plantes à utiliser en infusion.

**Boissons conseillées lors de votre jeûne**

| | |
|---|---|
| **À volonté** | Tisanes<br>Citron avec de l'eau chaude<br>DE L'EAU ! |
| **Selon votre fatigue et les « crises » d'élimination, vous pouvez ajouter à votre jeûne 1 à 3 verres par jour de :** | Jus de fruits biologiques dilués dans 10 volumes d'eau : pommes, poire, raisins…<br>Jus de légumes frais et de saison<br>Bouillon de légumes clair, soupe miso. |

♦ **Bougez ! Respirez ! Méditez !**

Prenez l'habitude de faire un ou plusieurs exercices chaque jour de votre jeûne. Vous pouvez utiliser ceux proposés ou d'autres que vous connaissez. La mise en mouvement du corps libère les tensions et les toxines et active la circulation des fluides. La respiration oxygène vos cellules et apaise votre système nerveux. La méditation calme le mental en libérant de l'énergie pour votre système organique.

**À noter**

Selon votre envie du jour, une simple marche de 10 à 30 minutes peut tout à fait convenir dans un premier temps ! Laissez le corps exprimer ses besoins et accompagnez les forces de vie qui sont à l'œuvre.

Nous vous proposons juste de vous tenir à effectuer un ou plusieurs exercices proposés. Ils permettent d'activer vos systèmes d'autorégulation et participent grandement à l'accompagnement du jeûne.

♦ **Suivez vos ressentis**

Vous trouverez en fin d'ouvrage une page « Mon carnet de jeûne saisonnier ». Vous pouvez la photocopier pour chaque jour de votre jeûne. Ce petit carnet de bord vous permettra de faire un point jour par jour sur vos ressentis et expériences rencontrés.

Votre corps vous fera savoir lorsqu'il aura pleinement lancé ses fonctions de régulation. Nous vous proposons d'en observer les signes :

- 3 jours pour lancer la biologie, pour lâcher prise et reprendre confiance ;
- 7 jours pour lancer pleinement la régulation ;
- soit un jeûne maximal total de 10 jours.

| J1 | J2 | J3 | J4 | J5 | J6 | J7 | J8 | J9 | J10 |
|---|---|---|---|---|---|---|---|---|---|
| Je ralentis | | | Je régule – Je revitalise – Je reconnecte | | | | | | |

Les 3 premiers jours permettent au corps de ralentir. Cette phase peut tout à fait se réduire avec le temps et l'expérience du jeûne. Vous basculez ainsi plus rapidement dans la régulation.

♦ **Observez les signes...**

***La fatigue***

Si une certaine fatigue peut accompagner les premiers jours, le passage au métabolisme des graisses et des corps cétoniques apporte par la suite suffisamment d'énergie.

Si vous avez cependant l'impression de lutter et d'être toujours très fatigué, vous puisez sans doute trop dans vos réserves. Il vous suffit d'apporter 1 ou 2 verres de jus de légumes frais dans la journée et/ou un bouillon léger le soir. Vous ne rompez ainsi pas votre jeûne et vous pouvez attendre le lendemain pour faire un autre point.

***Le sommeil***

Le jeûne peut perturber le sommeil. Il est ainsi fréquent de constater une réduction de la durée de sommeil ou des réveils inopinés. Cette perturbation de l'activité nocturne correspond au travail important que les organes d'élimination fournissent pour traiter les déchets. Il est donc tout à fait normal de ne pas avoir un sommeil régulier tant que ne s'installe pas une insomnie complète, qui est alors un signe d'arrêt du jeûne.

***Les signes de débordements métaboliques***

Nous avons vu précédemment que les organes d'élimination vont s'activer de manière à centrifuger les déchets. Cette fonction d'épuration, habituellement plus active autour du troisième jour, est normalement bien gérée par l'organisme. Si les déchets sont importants, les organes d'élimination peuvent être temporairement débordés et manifester des signes fonctionnels : maux de tête, troubles du rythme cardiaque, nausées, transpirations fortes, douleurs articulaires, urines chargées, remontée d'acide, douleurs intestinales, gaz... S'ils deviennent trop importants en termes de durée et/ou d'intensité, prenez un bouillon ou un verre de jus de légumes. Regardez aussi dans la trousse du jeûneur si vous pouvez aider votre corps dans son travail d'épuration. Le lendemain, refaites un point, si les symptômes sont toujours là, stoppez votre jeûne et entamez la reprise !

**À noter**

Vous menez votre jeûne ! Au plus, vous limitez les calories ingérées, au plus le corps va lancer ses mécanismes de régénération. Si les crises sont trop fortes, vous pouvez apporter un peu de jus de légumes ou de fruits dilués, un bouillon clair ou un peu de miel dans une tisane chaude, vous ralentirez ainsi transitoirement les symptômes d'évacuation des déchets. Si la crise passe, vous reprenez votre jeûne !

*La joie*

Elle doit s'inviter chaque jour de votre jeûne. Vous pouvez bien sûr traverser une période un peu plus difficile, en proie à une petite baisse de moral, mais ce n'est que transitoire. Elle ne devrait pas dépasser une journée. La joie est le fil conducteur principal du jeûne. Si celle-ci disparaît et vous plonge dans un désespoir figeant ou si la frustration est trop importante, stoppez le jeûne. Essayez de tenir les 3 premiers jours et démarrez la reprise alimentaire.

**Ne décidez pas trop vite de stopper votre jeûne !**

Faites confiance à votre métabolisme et donnez-vous toujours un peu de marge en attendant de faire un point le lendemain matin. Respirez, méditez, bougez ; parfois une seule tisane bue en conscience ou une marche de quelques minutes et le métabolisme se relance.
Avoir une journée un peu difficile est très fréquent et signe un bon fonctionnement de votre métabolisme.

## La sortie du jeûne

Après avoir jeûné quelques jours, votre système digestif a perdu du volume. Les sécrétions digestives se sont ralenties. Le péristaltisme s'est stoppé. Il ne s'agit pas de recommencer à s'alimenter trop vite avec des aliments trop riches et lourds à digérer. Le risque est un apport massif de sang dans des organes au repos depuis plusieurs jours, créant des inconforts, voire des malaises ! Surveillez particulièrement l'apport de graisse lors des premiers jours de reprise.

Trop de lipides engendrerait une contraction trop forte de la vésicule biliaire. La bile alors concentrée en période de jeûne pourrait sortir trop brutalement et remuer des boues ou des calculs biliaires.

La reprise alimentaire nous propose de reconsidérer notre rapport à l'alimentation. C'est une sorte de rééducation de nos sens afin de revenir à une pleine conscience de ce que nous mangeons. Profitez de ce temps pour revenir pleinement à vos sensations et instincts. L'odorat, la vue, le toucher seront à explorer avant de replonger dans le goût. Le moment de la reprise est un espace sacré qui clôture ce temps de jeûne que vous avez offert à votre corps. Son allégement et son épuration invitent à revenir à des choix alimentaires plus justes, plus vrais et plus sains portés par votre désir et instinct profonds.

***Le rituel de sortie de jeûne***

Allumez une bougie, prenez un temps de méditation et de respiration, reprenez votre objectif de départ ou faites un vœu. Faites de ce moment un rituel magique de transformation.

Choisissez un fruit unique ou un plat de légumes croquants : la simplicité du repas de reprise est essentielle d'une part pour ne pas complexifier la digestion et d'autre part pour expérimenter la richesse de l'aliment à son état naturel. Dans toute sa simplicité, sans ajout, vous plongez profondément dans l'instant présent ! Mastiquez pleinement, savourez ce que la nature offre de plus beau ! Vous savez maintenant qu'au-delà de la simple matière, s'étend une nourriture plus vaste !

*Proposition de repas de reprise*

Une belle pomme, une compote sans sucre, un bol de salade de fruits frais et de saison, des légumes « décrudis[1] » et croquants, des jus de légumes frais, etc. Sur les premiers jours, dégustez des fruits et légumes crus et cuits à volonté. Laissez-vous porter par votre envie et votre instinct ! Libéré de ses systèmes de compensation, le corps saura vous aiguiller sur ses besoins.

*Et les autres jours ?*

Globalement et quelle que soit votre durée de jeûne, prévoyez de faire une semaine de reprise alimentaire de manière à épouser une réintroduction progressive des différentes catégories d'aliments.

C'est la préparation alimentaire, mais dans le sens inverse !

- **Jour J et J+1 :** croquez des fruits et légumes crus et cuits à volonté. Si vous avez habituellement les intestins sensibles, mastiquez abondamment et faites cuire vos légumes et fruits. Une compote de pomme sans sucre peut tout à fait convenir ! Concentrez-vous sur les sensations et prenez votre temps ! Vous retrouverez ainsi le signal de satiété.
- **J+2 :** vous pouvez réintroduire des oléagineux : amandes, noisette, noix, noix de cajou, etc. Évitez de manger la peau des amandes qui est non digeste. Faites-les alors tremper quelques heures pour la retirer. Les fruits secs sont aussi possibles. Vous gagnerez à les faire tremper :

1. Légumes passés quelques minutes à la vapeur.

l'eau réactivera les enzymes présentes qui faciliteront leur digestion.

- **J+3 :** vous pouvez ajouter une céréale sans gluten : un bol de riz demi-complet, de quinoa, de millet, etc. Vous pouvez y ajouter un filet d'huile d'olive, de noix, de colza, une noix de graisse de coco, etc. Utilisez aussi des aromates : romarin, thym, coriandre, persil... La digestion des céréales est améliorée si vous les trempez quelques heures et si vous les rincez abondamment. Vous pouvez aussi pousser jusqu'à déclencher une germination ! Les enzymes générées amélioreront grandement la digestion et la quantité de vitamines et de minéraux est démultipliée !

**À noter**

Évitez de réintroduire en même temps différentes céréales. Pensez bien, dans ce temps de réalimentation, à simplifier le plus possible vos repas. Le cerveau entérique va pouvoir ainsi plus facilement retrouver les bons programmes de digestion. Cela vaut aussi pour les protéines. Plus largement, vous gagnerez au quotidien à éviter de mélanger trop d'aliments différents au même repas.

- **J+4 :** c'est le moment de réintroduire une protéine végétale : pois chiches, fèves, lentilles, etc. Afin de faciliter leur digestion, un trempage est fortement recommandé. Poussez également jusqu'à leur germination, vous obtiendrez un remarquable aliment riche en vitamines et minéraux.

### Zoom sur les graines germées

Les graines germées sont de véritables « bombes nutritionnelles » permettant de compléter très favorablement vos besoins en nutriments. La germination, sous l'impulsion des forces de vie et des enzymes, décuple de manière spectaculaire les quantités de certaines vitamines et minéraux. On se demande d'ailleurs d'où ils proviennent. La vitamine C augmenterait de 600 %, la B6 de 500 %, la B5 de 200 %, la B2 de 1 300 %, la biotine de 50 % et l'acide folique de 600 %[1] ! Toutes les céréales et les légumineuses gagnent à être consommées germées. Pour vous essayer à cette pratique, la luzerne (alfafa), la moutarde, le soja (haricot mungo) sont faciles d'accès. *Vous trouverez une méthode pratique pour faire vos propres germinations dans le chapitre « Je transforme mon alimentation ».*

- **J+5 :** les produits laitiers peuvent être réintroduits raisonnablement. Leur usage doit rester limité, les protéines y sont souvent allergisantes et parfois difficiles à digérer. Les fromages frais de chèvre et de brebis sont mieux tolérés. Le lait frais, biologique et en petite quantité est un aliment nourrissant et même appréciable le soir pour favoriser l'endormissement par sa richesse en tryptophane. Il est souvent regrettable de diaboliser les produits laitiers en les rendant responsables de tous les maux. Si effectivement

1. WIGMORE Ann, *The Hippocrates Diet and Health Program*, Avery Publishing Group Inc, 1983.

une consommation abusive de lait UHT issu des élevages intensifs utilisant nombre d'intrants est préjudiciable à notre physiologie, pris en quantité raisonnable, frais, directement au producteur et biologique, il peut participer à un bon équilibre nutritionnel.

- **J+6 :** vous pouvez réintroduire une protéine animale (œuf, poissons frais, viande blanche…). La viande rouge peut être consommée occasionnellement selon vos convictions personnelles et vos envies, mais elle ne doit pas être une ration quotidienne. Fortement acidifiante, elle demande un travail rénal important et complexifie le travail intestinal et du foie en créant des putrescences dans le côlon. Plus largement, la consommation de viande s'inscrit également dans une logique écologique peu défendable tant elle épuise nos ressources en eau.

### Vers le végétarisme ?

Il est certain que l'expérience du jeûne et la rencontre avec nos forces de vie nous invitent à considérer différemment le vivant. Osez le végétarisme large avec des œufs, des légumineuses et des graines germées ! Vos besoins en protéines et en fameuse vitamine B12 seront comblés.

Si vous mangez de la viande, faites-le en conscience ! Évitez les élevages en batterie aux conditions de vie déplorables et sélectionnez des producteurs biologiques et locaux avec des bêtes qui pâturent au milieu de vastes prés. Vous éviterez ainsi les dangereuses modifications de régimes alimentaires qui ont tristement fait d'herbivores des carnassiers avec les risques que l'on connaît[1].

- **J+7 :** la consommation raisonnée de café, thé, alcool peut être réintroduite, l'essentiel étant de privilégier la qualité au détriment de la quantité. Préférez les bons vins biologiques ou biodynamiques, initiez-vous aux vins vivants et aux bières artisanales. Choisissez un café léger et de qualité. Loin de devenir des ascètes à manger des graines au fond d'une grotte, la vie nous appelle au plaisir et à la joie du partage ! Il est tellement bon de partager une bonne bière entre amis comme le faisaient les Sumériens cinquante siècles avant nous ou de découvrir un nouveau producteur local de vin naturel ! Ces petits plaisirs comblent agréablement notre quotidien et nous invitent à séparer progressivement le plaisir de l'addiction.

1. En référence à la crise de la « vache folle » et à l'utilisation de farines animales pour nourrir le bétail !

## CHAPITRE 5

# Je transforme mon alimentation

Savoir se questionner sur ses besoins, se connaître pour mieux se transformer, c'est l'aboutissement d'un jeûne.

Après un jeûne ou un temps de diète, le moment est idéal pour déclencher des transformations. Le jeûne permet en effet une certaine « mise à nu » de notre personnalité construite au cœur de nos frustrations et compensations. Jeûner, c'est aller à la rencontre de nos besoins essentiels.

Après une période de jeûne, le corps est traversé par un profond désir de revenir à une alimentation plus juste et saine. Ce mouvement interne se lance tout seul, sans forcer. C'est le moment idéal pour rencontrer différemment son alimentation et entrer dans une nouvelle relation avec notre nourriture. Si vous avez jeûné plusieurs jours, la reprise est essentielle. Elle vous permettra de revenir en douceur à votre alimentation quotidienne. Selon la naturopathie, et encore une fois, plus largement au cœur des grandes traditions holistiques, nous pouvons regrouper plusieurs axes clés à une alimentation saine.

## La frugalité

Vous l'avez expérimenté lors de quelques jours de jeûne ou même en allégeant le repas du soir. Manger moins, vous permet de mieux manger et de mieux digérer. Le système digestif peut alors se reposer régulièrement, il en profite pour se régénérer. Moins manger, c'est aussi manger de manière plus espacée et ainsi plus facilement utiliser nos graisses comme carburant. Essayez les propositions suivantes :

- **Changez vos assiettes :** réduisez la taille de vos assiettes et plats. Comme pour les chariots de supermarchés, de plus grands contenants invitent à un plus grand remplissage. Choisissez un bol par exemple.
- **Mangez avec des baguettes :** les quantités emportées par les baguettes permettent l'absorption de plus petites bouchées. Nous sommes aussi plus conscients de ce que nous faisons entrer dans notre corps.
- **Mangez avec les doigts :** quel plaisir le contact des aliments avec les doigts ! Pourquoi se priver d'une telle intensité relationnelle avec l'aliment ? Se nourrir n'est plus l'enfournement d'une succession de plats, mais une invitation à malaxer, à portionner et à mettre en bouche. Préparez un grand tajine végétarien en plat unique. À partager en famille sans couverts ni assiettes.
- **Usez et abusez des aromates :** les chefs le savent bien, ce n'est pas la quantité qui fait la complétude après un repas. C'est la satisfaction de tous les goûts et la saturation de nos récepteurs au niveau de la langue. Pour vos repas, multipliez les saveurs ! Proposez des aromates dans des

petits pots : persil haché, ciboulette, ail, feuille de coriandre, moutarde à l'ancienne, câpres, etc. Faites-vous du gomasio[1] en y incorporant, pourquoi pas, de la spiruline en paillettes. La levure de bière parfume agréablement nos plats ainsi que le germe de blé. Pensez aussi aux graines germées, graines de courge, graines de tournesol, etc. En plus d'être riches en antioxydants, vitamines et minéraux, ces condiments participent à diversifier les saveurs.

- **Osez la sensation de satiété :** habituellement, il faut au moins 10 minutes pour que la sensation de satiété arrive. Attendez avant de vous resservir et prenez un temps pour respirer. Quelques minutes de respiration ventrale vous permettront de savoir si vous avez réellement besoin de vous resservir.
- **Mastiquez davantage :** rendez chacune de vos bouchées bien liquide. L'estomac n'a pas de dents ! Ce n'est pas lui qui fera le travail non fait en amont. En plus de faciliter la digestion, le travail enzymatique de l'amylase salivaire sur l'amidon sera facilité. La mastication permet aussi de déclencher la satiété au niveau du système nerveux central grâce à la sécrétion d'histamine. Plus on mâche, plus la satiété est forte !
- **Ralentissez :** ne vous jetez par sur les aliments, prenez le temps de les sentir, de les observer, de les goûter. Remerciez cette nature généreuse qui vous donne tout ce dont vous avez besoin.

1. Mélange de sel complet et de sésame grillé, issu de la macrobiotique.

## Du cru

Selon vos possibilités digestives, incorporez à chaque repas un peu de crudités : quelques radis en entrée, un peu de carottes râpées, du fenouil croquant, une pomme ou un fruit de saison. Pensez aussi aux aromates qui, consommés frais, contribuent à augmenter la sécrétion de nos organes digestifs. L'apport enzymatique des aliments crus permet d'aider favorablement la digestion. L'absence de cuisson permet aussi de conserver les vitamines et les minéraux. Les fibres soutiennent efficacement les intestins paresseux.

### Intestins irritables ?

En cas d'intestins irritables, commencez par des jus de légumes avec un peu de fruits. Faites la part belle aux feuilles vertes dont la chlorophylle est un rééquilibrant majeur de notre muqueuse intestinale (épinards frais, coriandre, persil, salade, etc.). Puis, selon votre tolérance, intégrez dans un premier temps des « cuidités » puis du cru sans la peau et petit à petit avec la peau. Pensez toujours à avoir une mastication suffisante.

## Des aliments complets

La quantité est bien connue. Le comptage fastidieux des calories, les portions précises de protéines… Mais un aspect est trop souvent oublié ! Il est pourtant fondamental et commun à toutes les traditions : c'est l'aspect qualitatif ! Chassez de votre cuisine tous les aliments raffinés : sucre blanc, pain blanc, farine blanche, sel blanc, huiles raffinées. Toutes ces calories « vides » demandent un effort pour que le corps les métabolise correctement. Le raffinage retire à l'aliment son caractère « naturel », le corps est en difficulté, car le cerveau entérique ne le reconnaît pas pleinement. Le sucre blanc va ainsi créer des pics d'insuline importants, les amidons raffinés vont augmenter le travail du foie. Le métabolisme s'emballe et se dérègle.

**À noter**

Afin de créer de l'énergie sous forme d'ATP, la cellule a besoin de nutriments qu'elle trouve habituellement dans les aliments complets ou bruts (vitamines et minéraux). En cas de raffinage, ces précieux nutriments ne sont plus là. Le corps doit donc en mobiliser dans ses ressources personnelles.

Le raffinage retire de précieux nutriments qui seront prélevés des réserves du corps. Dans le sucre complet, nous retrouvons du potassium, du calcium, du magnésium et même de la vitamine C.

**L'exemple du raffinage du sucre**[1]

| | Sucre complet | Sucre roux | Sucre blanc |
|---|---|---|---|
| Saccharose (g) | 74-92 | 96-97 | 99,6 |
| Glucose (g) | 2,11 | 0,1 | 0 |
| Fructose (g) | 3-12 | 0-1 | 0 |
| Protéines (g) | 0,4-1,1 | 0 | 0 |
| Potassium (mg) | 600-1 100 | 15-150 | 3-5 |
| Magnésium (mg) | 100-180 | 13-20 | 0 |
| Calcium (mg) | 50-170 | 75-95 | 10-15 |
| Phosphore (mg) | 14-80 | 3-4 | 0,3 |
| Fer (mg) | 3-5 | 0,5-1,3 | 0,1 |
| Provit. A (mg) | 3,9 | 0 | 0 |
| Vit. B1 (mg) | 0,14 | 0,01 | 0 |
| Vit. B2 (mg) | 0,14 | 0,006 | 0 |
| Vit. B6 (mg) | 0,4 | 0 | 0 |
| Vit. C (mg) | 38 | 0 | 0 |

Faites revenir à votre table les pains complets, le sucre intégral, les huiles de première pression à froid biologiques non transformées.

## Du frais, du local et de saison

Suivez les saisons et consommez des aliments frais n'ayant pas subi des dénaturations chimiques pour leur stockage. Interrogez-vous sur la présence de tomates en plein hiver. Si vous suivez les rythmes de la nature, vous vous garantissez l'apport d'aliments

1. Valeurs issues des travaux Béghin pour 100 g de sucre.

cohérents avec la saison et avec vos besoins du moment. Les acides des fruits d'été sont ainsi plus facilement assimilables avec une température extérieure élevée, les légumes racines d'hiver sont réchauffants et ancrants ! Choisissez du local si possible, impliquez les petits producteurs dans une agriculture raisonnée, vivante voire biologique.

**À noter**

Les huiles végétales et les œufs sont des aliments sensibles qui peuvent concentrer beaucoup de toxiques dont les pesticides. Choisissez-les biologiques et pour les huiles en première pression à froid. La qualité des acides gras est fondamentale pour garantir un bon fonctionnement de nos cellules.

## Plaisir et joie

L'un des principes essentiels est bien sûr de préparer et de partager vos repas dans la joie. Se nourrir est certes une nécessité physiologique, mais c'est également une convocation de tous nos sens. Le jeûne nous montre que s'alimenter consiste aussi à nourrir des aspects plus subtils de notre être. Que chaque repas soit une fête, un temps de partage familial ou un recueillement personnel. Coupez la télévision, les téléphones, installez-vous au calme et vous vivrez une grande alchimie intérieure.

**La joie au cœur de notre alimentation**

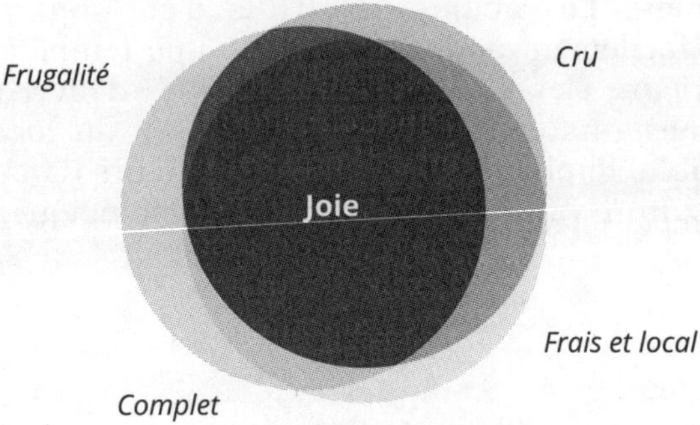


## Les graines germées

Parmi les supers-aliments que de nombreux auteurs mettent en avant, les graines germées sont indéniablement une proposition simple, ludique et créative pour les parents soucieux de l'équilibre nutritionnel de la famille et les enfants avides d'ateliers pratiques ! La germination permet de déployer une richesse nutritionnelle incroyable, presque miraculeuse. En effet, on ne peut que s'interroger devant la création faramineuse de vitamines et de nutriments d'un germe même hors de la terre ! Il semble concentrer l'essence même des forces de vie en créant spontanément des molécules pourtant non présentes à l'état de graines ! Serions-nous aussi capables de telles « transmutations » ?

Alfafa, moutarde, fenugrec, maïs, soja vert égayent nos salades et parfument agréablement nos plats. Mastiquez-les généreusement et vous ferez le plein de vitamines et de minéraux.

***En pratique***

Procurez-vous un germoir en boutique biologique ou fabriquez-en un simplement avec un pot en verre, un carré de tulle et un élastique.
Choisissez des graines à germer et faites-les tremper une journée dans de l'eau[1].
Après le trempage, rincez-les et placez-les dans le pot en verre. Recouvrez-le du morceau de tulle en le maintenant par l'élastique.
Chaque jour, rincez les graines et laissez-les s'égoutter en maintenant le pot en verre incliné.
Au bout de quelques jours, les germes vont se déployer.
Quand ils ont atteint 4 à 5 centimètres, réservez-les au frais et consommez-les rapidement.

Le blé germé donne une herbe aux vertus revitalisantes d'une rare intensité. Consommé sous forme de jus et agrémenté de légumes ou de fruits, le jus d'herbe de blé cicatrise les intestins fragiles, dynamise l'immunité et participe à relancer tout notre métabolisme. Laissez alors les germes pousser de 15 centimètres et passez-les à l'extracteur de jus. À consommer de préférence le matin à raison de 1 à 2 verres par jour sur une ou deux semaines ! Revitalisation garantie !

1. Certaines graines requièrent un temps de trempage plus long.

# CHAPITRE 6

# La trousse du jeûneur

Vous trouverez dans cette partie de quoi constituer une petite trousse naturelle afin d'accompagner votre jeûne. La plupart de ces produits sont disponibles dans votre magasin biologique favori. Une fois votre jeûne terminé, ils regagneront très facilement votre pharmacie naturelle familiale.

## Le bicarbonate de sodium

Un produit de base tellement simple et bon marché à avoir chez soi. Vous le trouverez facilement au rayon sel de votre supermarché ou en boutique biologique. Le bicarbonate permet de nombreux usages et certains lui ont même consacré un livre entier. Il est très utile aux troubles liés à l'acidose, car il possède un pouvoir alcalinisant d'intérêt ; le corps l'utilise naturellement au sein de ses systèmes tampons[1] afin de réguler l'équilibre acide/base. Sous forme de poudre, il est facilement utilisable. Le bicarbonate est l'ami du jeûneur, car il permet de réguler

1. Système de régulation de l'acidité, le bicarbonate est un système tampon extracellulaire. C'est par ailleurs le principal système tampon de l'organisme.

les poussées d'acidose qui peuvent se manifester ponctuellement.

*Nausées, vomissements*

Liées au relargage d'acide lors de la cure, certaines nausées sont facilement calmées par une pointe de bicarbonate dans un grand verre d'eau. À boire par petites gorgées lorsque l'on ne supporte plus rien.

*Douleurs d'estomac, remontées acides*

L'absence de nourriture peut temporairement provoquer une hypersécrétion d'acide au niveau de l'estomac surtout si vous êtes habitué à manger très fréquemment. Cet acide n'est plus tamponné par votre bol alimentaire et peut provoquer des irritations ou même une inflammation. On prendra du bicarbonate de la même manière que pour les nausées.

Vous pouvez y associer le souverain jus de pomme de terre crue associé à du jus de chou à raison de 1 à 6 verres par jour dans le cas de gastrite importante.

*Fatigue, douleurs musculaires*

Vous pouvez vous préparer très facilement un bain de pied revigorant et désacidifiant en incorporant une cuillère à soupe de bicarbonate dans une bassine remplie d'eau chaude. Plongez-y vos pieds une bonne vingtaine de minutes. L'eau, ainsi rendue alcaline par le bicarbonate, va attirer les acides en périphérie de la voûte plantaire via les « semelles de Léjars », un réseau vasculaire qui sert de « pompe » au système veineux à chacun de nos pas. Si vous avez une baignoire, le bain au bicarbonate est idéal pour défatiguer le corps et les muscles. Versez alors 30 grammes dans l'eau et restez-y une bonne demi-heure.

**À noter**

La production d'acides et leur évacuation par la peau lors du jeûne peuvent provoquer des symptômes passagers : rougeurs, démangeaisons ou éruptions diverses. C'est tout à fait normal. Le corps centrifuge les déchets et les expulse par les moyens qu'il a à sa disposition. La peau, avec sa grande surface d'échange, permet souvent d'expulser ces acides.

L'utilisation du bicarbonate active cette évacuation et neutralise les acides en surface, laissant une peau douce et bien hydratée.

*Aphtes*

Ces petites ulcérations situées dans la cavité buccale sont souvent très douloureuses. Le bicarbonate permet de limiter le développement des bactéries et des germes, lié au terrain acide. Faites alors des gargarismes avec de l'eau bicarbonatée ou tamponnez une pincée de bicarbonate directement sur les lésions, l'apaisement est immédiat.

**_Le petit plus pour l'après-jeûne : le dentifrice maison au bicarbonate_**

Faites-vous un dentifrice bon marché et bon pour la santé. Mélangez dans un pot de la graisse de coco avec du bicarbonate, remuez afin d'obtenir une pâte. C'est prêt ! En plus de blanchir les dents, le bicarbonate désacidifie et avec l'action de l'huile de coco, vous avez un soin antibactérien buccal efficace.

## Le charbon végétal activé

Encore un produit simple et peu onéreux à avoir dans sa pharmacie familiale ! Le charbon est mentionné dans la pratique d'Hippocrate et de Pline l'Ancien et on retrouve également une mention le concernant en Égypte[1]. Son utilisation médicale est connue depuis plus d'un siècle grâce encore une fois à des pionniers qui ont su prouver son efficacité lors de démonstrations explicites. Ainsi, un chimiste français, Bertrand, en 1813 prit devant une foule ébahie, une cuillère à thé de trioxyde d'arsenic ! Une dose plus que mortelle qui ne l'empêcha pas de continuer ses activés comme si de rien n'était[2]. Son secret ? Le charbon activé !

Son efficacité sur l'absorption des toxines et autres toxiques est redoutable : 1 $cm^3$ de charbon activé présente une surface de 1 $km^2$. Il est utilisé fréquemment dans l'industrie pour purifier, désodoriser et

1. Papyrus Ebers datant de 1550 av. J.-C.
2. Il est bien évidemment pas recommandé de faire la même chose !

assainir. On le retrouve même dans nos aquariums et au niveau des filtres de carafe et autres systèmes de purification d'eau. Pour notre santé, bien que son efficacité ait été moult fois démontrée au travers de nombreuses études, il est malheureusement peu mis en avant. Trop simple et bon marché pour être commercialisé plus largement ?

Pris en cure, il assainit le tube digestif en captant les toxines issues des diverses fermentations et putréfactions logeant notamment dans le côlon. Il absorbe également les gaz, réduisant ainsi les ballonnements qui peuvent se manifester durant le jeûne. Son action est également générale sur l'ensemble de l'organisme, car en purifiant l'intestin, il permet aux toxines du corps de s'y déverser plus facilement. Il libère en quelque sorte la « tuyauterie ».

***Utilisation en cure de purification***

2 cuillères à soupe 3 fois par jour dans un grand verre d'eau sur 15 jours puis 3 cuillères à soupe pendant 1 mois.
En cas d'empoisonnement par un produit toxique ou un venin, la dose à prendre et de 50 grammes, 2 à 3 fois par jour (sur quelques jours) pour un adulte et de 1 gramme par kilo pour un enfant en attendant les secours.

Pendant le jeûne, si vous ressentez un inconfort au niveau du ventre : gaz, ballonnement, lourdeur, vous pouvez ponctuellement prendre de 1 à 3 cuillères à soupe dans un grand verre d'eau.

**Le petit conseil en plus**

Buvez le charbon avec une paille, vous éviterez d'avoir les dents toutes noires !

Certains auteurs mentionnent son aspect parfois constipant. Il suffit de le prendre avec suffisamment d'eau et de reprendre un verre d'eau juste après. **Attention à la prise concomitante de médicaments,** car le charbon ne fera pas de différence ! Laissez 3 à 4 heures entre la prise de votre médication et celle du charbon.

## L'argile

*« Souviens-toi que tu m'as façonné comme de l'argile. »*

**Bible, Livre de Job, chapitre 10, verset 9**

L'argile est une roche sédimentaire en feuillets, issue de la lente érosion des silicates (dont les granites, schistes et autres laves qui composent la majeure partie de la croûte terrestre) par l'eau. Comme un hymne au vivant et à l'être humain, elle se décline en plusieurs couleurs, telle une alchimie orchestrée par la nature. Son usage se perd dans la nuit des temps et relie les peuples et les traditions au travers de poteries, torchis et autres tablettes cunéiformes. Les animaux l'utilisent volontiers en prenant des bains de boue argileuse. L'argile verte est la plus connue, mais on retrouve aussi de la blanche, de la rouge, de la jaune, de la noire (rhassoul). Elle absorbe jusqu'à 8 fois son poids et est capable d'adsorber par effet de surface les toxines et les impuretés pour les fixer. Elle est donc très appréciée en cosmétique mais ses effets vont bien plus loin.

Par voie interne, elle purifie l'organisme en fixant toxines, bactéries et résidus en tout genre. Son action anti-inflammatoire est remarquable. Lors du jeûne on utilise volontiers l'argile blanche – la kaolinite – pour soulager les estomacs enflammés et les acidités diverses du tube digestif.

En cataplasme, la montmorillonite et l'illite se révèlent souveraines pour soulager les douleurs traumatiques, chocs, foulures et autres inflammations. Son effet « buvard » est capable de faire mûrir les abcès et les furoncles. Elle est résolutive dans le cas d'ulcère variqueux et de plaies suppurantes amplifiant temporairement les symptômes jusqu'à normaliser la lésion. Elle agit également en externe sur les organes profonds en activant leur fonctionnement. Lors du jeûne le cataplasme sur le foie est très indiqué afin de l'aider dans sa fonction d'épuration et d'activation du métabolisme d'adaptation à la restriction calorique.

*Usage interne : acidité de l'estomac, inflammations du tube digestif*

Préférez l'argile blanche kaolinite hyperventilée. Remuez l'équivalent d'une cuillère à café dans un verre d'eau à l'aide d'une cuillère en bois ou en plastique, laissez reposer et buvez l'eau surnageante, une fois par jour sur 21 jours.

En cas de diarrhée importante, buvez sur quelques jours l'eau avec l'argile en remuant le tout. L'argile bue ainsi est très constipante, à réserver donc à des cas extrêmes.

*Usage externe : le cataplasme*

Procurez-vous un sac d'argile verte concassée de bonne qualité en magasin biologique ou en pharmacie. Versez-en une bonne quantité dans un récipient en verre ou en terre et recouvrez d'eau sans en rajouter de trop ; couvrez d'un linge et laissez reposer sans remuer. Vous obtiendrez une pâte homogène et lisse, votre argile est prête ! En la recouvrant d'un film plastique ou d'un couvercle hermétique, vous pouvez la conserver facilement sans qu'elle ne sèche.

La confection d'un cataplasme est relativement simple. Ne prévoyez cependant pas de trop bouger pendant la durée de son application : entre 2 et 4 heures ! Il est par contre possible de le maintenir en place avec une bande crêpe et un bout de sparadrap.

**_Confectionnez un cataplasme_**

Procurez-vous des compresses 20 par 20 non stériles en pharmacie.
Dépliez-la dans votre main et étalez par-dessus une couche épaisse d'environ 3 centimètres d'argile à l'aide d'une cuillère en bois.
Plaquez ensuite le cataplasme d'argile à même la peau.

- Pour le foie, positionnez-le au niveau du bord inférieur droit de la cage thoracique. Prévoyez un temps d'application d'au moins 2 heures. Cette durée peut être prolongée. Tant que l'argile reste humide, elle est active.

- Pour une entorse de cheville, il est possible et préférable de garder le cataplasme toute la nuit et de le refaire plusieurs jours d'affilée. Faites alors un cataplasme bien épais.

Après l'application, décollez le cataplasme en rinçant avec un peu d'eau et jetez l'argile, elle a fait son œuvre. Rendez-la à la Terre en la dispersant au jardin par exemple.

**♦ Du froid sur du chaud ou du chaud sur du froid…**

Sur une entorse de cheville enflammée, le cataplasme sera plutôt frais ou à température ambiante, mais pas chaud afin de ne pas suractiver l'inflammation déjà en place. Sur le foie et plus globalement sur les organes profonds, il est préférable de réchauffer un peu le cataplasme. Posez-le alors quelques minutes sur le couvercle retourné d'une marmite avec de l'eau en ébullition. Une fois tiédi, posez votre cataplasme sur la zone à traiter, recouvrez-le d'un linge et posez une bouillotte avec de l'eau à 80 °C. La chaleur provoque une agitation moléculaire qui active les réactions chimiques. Un bonheur pour le foie qui est fortement sollicité lors du jeûne.

Toute bonne pharmacie naturelle doit comporter un peu d'argile prête à l'emploi : un sachet d'argile blanche ou verte hyperventilée pour l'usage interne et un sac d'argile verte concassée pour les cataplasmes. Vous trouverez d'excellentes argiles en magasin biologique de la marque Argiletz ou Cattier.

*Précautions d'emploi*

L'usage prolongé en interne n'est pas conseillé. De nombreuses argiles observeraient des taux de plomb et de toxiques importants ; préférez des marques sérieuses de magasin biologique. Évitez dans le même temps l'usage d'argile et de médicaments, elle possède tout comme le charbon des propriétés d'absorption qui peuvent annihiler les effets de certaines molécules. Évitez l'usage de l'argile avec de la paraffine : il y a un risque d'occlusion intestinale.

## La bouillotte

**Souvenir de stagiaire**

« Mémé avait 2 passions : son chat et sa bouillotte ! »

La bouillotte sur le foie est le réflexe numéro 1 à avoir dès les premiers jours de jeûne. Lors de l'adaptation au jeûne, le foie est sollicité au travers de ses nombreuses fonctions métaboliques et antitoxiques. La chaleur permet d'activer les réactions chimiques en augmentant l'agitation moléculaire. Au cœur de cet organe fondamental, la température varie entre 39 et 41 °C. Ce grand laboratoire de chimie voit passer chaque jour près de 2400 litres de sang. Il a besoin d'une température convenable, le froid le bloque littéralement. La bouillotte permet d'y faciliter la circulation du sang en dilatant les capillaires, la filtration est accélérée.

Procurez-vous une bouillotte recouverte d'une poche de tissu de manière à éviter les brûlures. Remplissez-la d'une eau à 80 °C au maximum (eau frémissante). En application sur le foie, 15 à 20 minutes une ou deux fois par jour dès les premiers jours, elle prévient l'apparition de nausées et maux de tête qui peuvent se manifester lors du jeûne. La bouillotte est aussi très utile aussi en cas de pieds froids pour faciliter l'endormissement, sur des douleurs musculaires et contractures ainsi que sur les douleurs abdominales.

*Précautions d'emploi*

Attention aux brûlures, mettez de l'eau à 80 °C et entourez la bouillotte d'un linge. Ne posez pas la bouillotte sur le cœur qui est l'organe « feu » par excellence. Il s'accommoderait mal d'un excès de chaleur.

### La poche à lavement

Vous trouverez facilement une poche à lavement sur Internet. Il s'agit d'une poche en plastique souple de 2 litres avec un tuyau souple muni d'un embout et d'un petit robinet. Le lavement est une technique d'hygiène ancestrale utilisée dans de nombreuses approches traditionnelles. Il accompagne très favorablement le jeûne. De nombreux centres proposent quotidiennement à leur stagiaire de pratiquer un lavement. Il s'agit d'introduire dans le rectum 1 litre à 1,5 litre d'eau salée afin de déclencher une évacuation du gros intestin.

Lors d'un jeûne, les mouvements involontaires intestinaux, le fameux péristaltisme, sont très ralentis. Des matières peuvent s'accumuler au fur et à mesure des processus de détoxication que le corps enclenche et provoquer des gaz, ballonnements, maux de tête et teint brouillé. Le lavement est alors tout à fait indiqué.

***En pratique***

Remplissez la poche avec 1,5 litre d'eau tiède. Ajoutez 1 cuillère à soupe de sel gris et mélangez. Accrochez la poche à une poignée de porte ou à un radiateur. Ouvrez le robinet de manière à chasser l'air du tuyau et enduisez la canule d'un peu d'huile. Allongez-vous sur le côté droit et introduisez la canule par l'anus. Ouvrez le robinet progressivement. L'eau va s'écouler doucement, profitez-en pour vous masser délicatement le ventre.

Quand vous avez envie d'aller aux toilettes, fermez le robinet et retirez la canule. Vous pouvez ainsi évacuer deux ou trois fois avant de vider complètement la poche.

Vous pouvez pratiquer le lavement une fois tous les deux jours, tous les jours ou quand vous en ressentez le besoin. La libération intestinale permet d'activer le métabolisme du jeûne comme le ferait une purge sur un intestin encombré.

**Nathalie décide d'utiliser une poche à lavement**

Nathalie s'inquiète de ne plus perdre de poids à son quatrième jour de jeûne. Ce phénomène peut se manifester lorsque l'acidité du corps est telle que le métabolisme conserve de l'eau afin de contenir « l'incendie » que provoque l'excès d'acide. Dans son cas, nous décidons plutôt d'utiliser une poche à lavement car elle avait de nombreux gaz. Dès le lendemain elle perdait 800 grammes !

Dans votre quotidien, n'hésitez pas à pratiquer un lavement, après des repas chargés, aux premiers symptômes grippaux ou pour libérer une constipation passagère.

## Le psyllium blond (Ispaghul)

Le psyllium est le tégument du plantain, c'est-à-dire l'enveloppe de la graine. Très riche en mucilage, il possède une action de régulation de la fonction intestinale. Son action douce et mécanique et sa grande tolérance intestinale en font une plante très intéressante pour soutenir l'élimination intestinale lors du jeûne. C'est également un excellent coupe-faim et un bon régulateur du cholestérol et de la glycémie. Il est également recommandé en préparation au jeûne et plus globalement à tous les constipés chroniques.

***En pratique***

Utilisez le psyllium blond que vous trouverez facilement en magasin biologique. Mélangez une bonne cuillère à café dans un grand verre d'eau et buvez la préparation au réveil. Vous pouvez en prendre en continu sans aucun problème.

Le psyllium est déconseillé en cas de diverticules et globalement en cas d'inflammations intestinales importantes.

## 4 plantes majeures pour accompagner le jeûne

*Romarin* (Rosmarinus officinalis) *:*
*feuilles et sommités fleuries*

*« Utilisé également en herbe encensier, il porte le nom magique de "theopnoes", souffle divin… »*

***Le Livre sacré d'Hermès Trismégiste et ses trente-six herbes magiques,*** **Éditions des Trois Mondes, 1974.**

Le romarin est une plante très utile aux jeûneurs. C'est un revitalisant et un protecteur majeur du foie. Il fluidifie la bile et en facilite son évacuation. C'est un puissant antioxydant par la présence de nombreux polyphénols. Il est également un grand tonique général. Ne cherchez pas plus exotique ! Le romarin, c'est le « ginseng méditerranéen » !

**En pratique**

1 bonne cuillère à soupe de feuilles ou fleurs séchées par tasse d'eau à 80 °C, laisser infuser 10 minutes, boire 3 tasses par jour.
Très utile sur les premiers jours de jeûne lorsque le foie est très sollicité, créant des nausées, une faiblesse générale et des maux de tête.

*Mélisse* (Melissa officinalis) *:*
*feuilles et sommités fleuries*

Légèrement citronnée et très agréable à boire, la mélisse est recommandée lors de jeûne. Puissamment antispasmodique, c'est la plante de toutes les tensions : estomac, côlon, troubles du rythme cardiaque, nervosité. Elle apaise le système nerveux et facilite l'endormissement. Elle régule le système nerveux autonome. Elle apaise les douleurs nerveuses.

**En pratique**

Infusion de feuilles : 1 bonne poignée par litre d'eau à 80 °C, à boire sur la journée.
Elle sera très utile en cas de gaz et ballonnements. Elle permet également d'accompagner favorablement les tensions, palpitations (ici le rajout de l'aubépine serait de grand intérêt) et nervosités des premiers jours.
Son huile essentielle, bien que très chère, est formidable pour accompagner les tensions nerveuses et les états de panique : 1 goutte sur le cœur et le plexus nerveux suffit souvent à faire « fondre » les tensions les plus extrêmes et à délier les angoisses les plus profondes.

*Reine-des-prés* (Spirea ulmaria) *:*
*feuilles, fleurs, racines*

Une plante très utile en accompagnement du jeûne. Elle est grandement diurétique et élimine efficacement l'excès d'acide urique. Riche en acide salicylique, c'est un antidouleur efficace notamment au niveau de la sphère articulaire. C'est la plante des œdèmes et des rétentions d'eau, très efficace aussi en cas de cellulite, elle désinfiltre et désengorge les tissus. Les allergiques à l'aspirine et aux dérivés salicylés en éviteront son usage.

***En pratique***

En infusion à raison d'une grosse poignée par litre d'eau frémissante, à boire sur la journée.

**À noter**

À partir du deuxième ou troisième jour de jeûne, la formation plus abondante des corps cétoniques augmente l'acidité des liquides du corps. Très bénéfique en soi pour évacuer les cristaux, cette acidité peut réactiver temporairement les douleurs inflammatoires. Le corps garde plus d'eau afin de limiter le « feu » de l'inflammation et des œdèmes peuvent apparaître. La reine-des-prés sera ici d'un grand secours.

*Ortie* (Urtica dioïca *[grande ortie]*, Urtica urens *[petite ortie]*) *: feuilles ou plante entière*

*Vrscika, « le feu », en sanskrit.*

Bien connue de nos champs et jardins en friche, l'ortie est encore trop considérée comme une mauvaise herbe ! Elle est pourtant étonnamment riche en minéraux, chlorophylle et même en acides aminés essentiels dont les 8 essentiels en quantité équilibrée. Sa richesse en vitamine C s'associe avec sa teneur en fer pour une assimilation maximale. Très riche en silice, en calcium et en bore, elle est une plante majeure des décalcifications, arthrite et rhumatisme. C'est une grande plante tonique, reminéralisante, revitalisante et diurétique, elle accompagne très favorablement le jeûne.

**À noter**

Une fatigue par carence de minéraux peut se manifester lors du jeûne chez certaines personnes sensibles. Une fuite de potassium et dans une moindre mesure de calcium et de magnésium est à l'origine de crampes, troubles du rythme cardiaque et de fatigue. L'ortie est ici très indiquée.

Nous pourrions nous contenter de ne manger que de l'ortie, elle comble nos besoins beaucoup plus efficacement que n'importe quel complément alimentaire dernier cri ! L'urtication par friction des articulations douloureuses avec des orties fraîches donne d'excellents résultats grâce à la réaction vive qui en découle. Faudrait-il finalement y pousser mémé ?

***En pratique***

Infusion, 3 à 5 fois par jour de la plante entière ou des feuilles à raison d'une bonne poignée par litre d'eau frémissante.
En cure de jus : elle s'insère idéalement à raison de 2 ou 3 tiges avec les feuilles dans l'extracteur à jus au milieu de votre jus habituel.

### 3 huiles essentielles incontournables

*Lavande vraie ou fine* (Lavandula vera, angustifolia)

L'odeur de lavande parfume encore agréablement mes souvenirs d'enfant. Je revois ma mère glisser des sachets de lavande séchée au milieu du linge frais.

La lavande est l'une des stars incontournables de l'aromathérapie. Équilibrante généreuse du système nerveux, elle est aussi calmante des irritations, eczémas et autres ulcères de la peau. Son action sédative favorise l'endormissement et apaise les troubles du rythme cardiaque. Elle se révèle donc très utile en jeûne quand le système nerveux a du mal à lâcher et s'accroche à des angoisses ou des anxiétés. Elle agit relativement bien sur les spasmes digestifs et autres ballonnements en onction généreuse sur le plexus solaire et la partie abdominale. Sa grande innocuité en utilisation externe en fait l'huile majeure d'accompagnement des enfants sensibles au sommeil léger.

**À noter**

À ne pas confondre avec d'autres variétés de lavande aux usages plus spécifiques comme la lavande aspic, redoutable contre les piqûres, morsures et brûlures.

***En pratique***

1 goutte en friction sur les poignets, le plexus (estomac) et la zone du cœur. L'olfaction de lavande vraie est remarquable pour apaiser les tensions et favoriser l'endormissement. À utiliser aussi pure sur les piqûres et les brûlures.

*Menthe poivrée* (Mentha piperita)

Bien connue des jeûneurs, la menthe poivrée est une huile essentielle revigorante, fraîche et dynamique venant à bout de bien des maux de tête et des haleines chargées. Appliquée pure ou en dilution dans une huile végétale, son action anesthésiante est appréciée pour les douleurs de nuque et les traumatismes (entorse, coup, lumbago, piqûre, etc.) qu'elle soulage rapidement. Elle active puissamment le pancréas et la sécrétion de la bile, à ce titre, elle accompagne favorablement les gaz et ballonnements. Elle éclaircit le mental embrumé des premiers jours de jeûne.

**En pratique**

1 ou 2 gouttes en friction sur la zone douloureuse en évitant les muqueuses.
En trace : 1 goutte en friction sur les gencives pour une haleine fraîche. Ne pas utiliser chez l'enfant en dessous de 4 ans. Pour les maux de tête, frictionnez 1 goutte sur les tempes, sur la nuque et le front, y associer une trace sur la langue.

*Basilic indien, exotique ou tropical* (Ocimum basilicum)

*Du grec basilikos, signifiant « petit roi ».*

Sa grande richesse en éther (entre 70 et 90 %) en fait une huile antispasmodique majeure. Elle équilibre favorablement le système nerveux et apaise les troubles digestifs comme les colites, gastrites, nausées. Elle est aussi efficace sur les douleurs de règles qui peuvent se réactiver lors du jeûne. Associée à la menthe poivrée, c'est un bon antalgique pour les douleurs rhumatismales dont les arthrites. C'est l'huile idéale pour équilibrer les terrains spasmophiles. Apaisante et ancrante, elle nous redonne notre « royauté ».

**En pratique**

En onction généreuse du ventre associée à un peu d'huile végétale. Quelques gouttes pures sur le plexus solaire apaisent, décrispent et activent la volonté et le dynamisme. Sur les peaux sensibles, pensez à diluer systématiquement avec un peu d'huile végétale.

# CHAPITRE 7

# Les exercices pratiques

## Je bouge

### *Séquence de yoga*

Le yoga regroupe des pratiques corporelles et respiratoires dans le but de réunifier, au travers de postures (*asanas* en sanskrit), le corps et l'esprit. Nous vous proposons un enchaînement dans la lignée de l'enseignement de T.K.V. Desikachar. C'est un yoga doux et adaptatif, axé sur la respiration, dans lequel la pratique s'adapte au pratiquant. Les exercices choisis permettent d'intérioriser et aident à prendre conscience du corps et de la respiration. Plus proche de vos sensations, vous ouvrez les portes de l'instant présent. Voici des séquences courtes que vous pouvez adapter à vos besoins. Si vous suivez les indications, la séance dure environ une heure. À vous d'en faire plus ou moins selon vos possibilités et envies. Pour intensifier les exercices, vous pouvez marquer un arrêt poumons pleins après l'inspiration et/ou un arrêt poumons vides après l'expiration.

**Inspiration et expiration**

Sur l'inspiration, la pression de l'air facilite l'entrée d'oxygène dans la cellule. Ce mouvement respiratoire dynamise et correspond à l'accueil de la vie. Sur l'expiration, la pression s'inverse et le gaz carbonique est évacué. Ce mouvement est relaxant et amène au lâcher-prise. Ce cycle est à rapprocher du système nerveux autonome et de sa branche orthosympathique (le guerrier) pour l'inspiration et parasympathique (le guérisseur) pour l'expiration.

1. Tenez-vous debout sur les deux pieds. Sur l'inspiration, les bras s'élèvent par devant pour monter au ciel en s'écartant légèrement. On peut observer l'ouverture de la cage thoracique et le sternum qui s'élève légèrement. Profitez-en pour marquer un arrêt poumons pleins. Sur l'expiration, les bras reviennent lentement dans la position de départ. À faire 4 fois.

2. La position de départ est identique au mouvement précédent. Sur l'inspiration, les bras s'élèvent cette fois par les côtés. Le poids du corps se porte sur l'avant de manière à pouvoir monter sur les demi-pointes à l'inspiration. Sur l'expiration, retour dans la position de départ. À faire 4 fois.

3. Restez immobile, debout sur les pieds, observez la respiration et les appuis. Imaginez un fil attaché au sommet du crâne qui vous tracte vers le haut et étirez-vous dans toute votre longueur. Évitez de cambrer le bas du dos. Restez sur 5 à 10 respirations.

4. Debout, les jambes légèrement écartées, les bras se lèvent par l'extérieur à l'inspiration. Sur l'expiration, penchez-vous en avant en déverrouillant

légèrement les genoux. Ne cherchez pas à toucher le sol, l'intérêt ici est de rapprocher le bas ventre du haut des cuisses comme une « pince ». À l'inspiration, tendez les jambes et le dos et à l'expiration, relâchez en avant. Remontez sur une inspiration. À faire 3 fois.

5. À genoux, assis sur les talons, le corps est allongé sur le haut des jambes et les bras s'étirent vers l'avant. À l'inspiration, mettez-vous à quatre pattes et creusez le dos. À l'expiration, arrondissez le dos et rentrez le menton. Sur la prochaine inspiration, tendez les jambes et allongez le haut du corps avec les mains appuyées au sol pour faire la posture du « chien tête en bas ». Maintenez cette posture sur une respiration et sur la prochaine expiration, quittez la posture pour revenir à celle de départ. À pratiquer 3 fois. À la fin du cycle, gardez la posture repliée pendant 4 à 5 respirations en ramenant les bras le long du corps. Reposez-vous avant d'entreprendre l'autre posture.

6. Allongez-vous sur le ventre, face au sol, les mains posées de chaque côté de la tête à hauteur des oreilles. À l'inspiration, la tête et le haut du dos se relèvent légèrement. C'est le dos qui travaille et non les bras. Maintenez si possible pendant une respiration. À l'expiration, retour dans la position initiale, à répéter 5 fois.

7. Allongez-vous sur le dos, les bras le long du corps et les genoux pliés avec les cuisses sur le ventre. À l'inspiration, amenez les bras derrière la tête en tendant les jambes. À l'expiration, posez les pieds à plat au sol. Puis, à l'inspiration, levez le bassin en l'alignant avec les genoux et les épaules et ramenez les bras le long du corps en les gardant

appuyés au sol. À l'expiration, revenez à la position de départ. À faire 3 fois.

8. Restez sur le dos et attrapez vos genoux avec les mains. À l'inspiration, les genoux s'éloignent du haut du corps comme pour gonfler le ventre. À l'expiration, rapprochez les genoux du haut du corps comme pour vider l'air. À faire 3 fois.

9. Installez-vous en position de relaxation : allongé sur le dos, bras légèrement écartés du corps. Placez des coussins au besoin sous les genoux, sous la nuque ou sous les lombaires, écartez légèrement les jambes et relaxez-vous pendant 5 à 10 minutes.

10. Assis confortablement sur un coussin, expérimentez 6 temps de mouvements respiratoires en marquant des arrêts poumons pleins et poumons vides. Terminez votre séance par 15 minutes de méditation.

*La marche silencieuse*

La marche est idéale chaque jour de votre jeûne. En plus d'activer l'élimination et de favoriser le métabolisme du jeûne, elle nous propulse tel un pèlerin sur le sentier intérieur. Partez marcher quand vous le souhaitez, de 10 minutes à 3 ou 4 heures. Profitez des bords de mer, des forêts si c'est possible, sinon une simple marche dans un parc en silence conviendra tout à fait. Goûtez au plaisir simple du vent frais, du chant des oiseaux, du clapotis de l'eau, de la contemplation des fleurs. Vos sens vont se réveiller au fur et à mesure du jeûne. Faites silence et écoutez la symphonie du vivant en pleine présence à vous-même.

**Conseils**

Emportez toujours avec vous une bouteille d'eau éventuellement citronnée et, sur de grandes distances, un peu de miel en cas d'hypoglycémie et de fatigue. Commencez toujours sur les premiers jours par des sorties courtes et écoutez-vous !

### *La balle de tennis*

Une simple balle de tennis peut vous aider à libérer des tensions et des blocages au niveau du dos.

Allongez-vous et placez la balle entre le sol et votre dos. Faites-la rouler de manière à la diriger vers les zones en tension : les épaules, les muscles le long de la colonne vertébrale, les lombaires, etc.
En plus d'activer la circulation sanguine, cette méthode actionne par voie réflexe des organes plus profonds !

### *Exercices de danse biodynamique*

Ces exercices sont issus des travaux de Rafael Baile sur la danse et le mouvement biodynamique[1]. Le mouvement interne et profond du corps est au cœur des processus de régulation. Les exercices proposés vous permettront d'une manière ludique de les activer.

1. BAILE Rafael, *La danse biodynamique : spirale de la Vie*, Le Souffle d'Or, 2009.

### ♦ Fonte de la glace

La « Fonte de la glace[1] » permet de déclencher le système d'auto régulation du corps grâce au relâchement progressif et conscient des muscles. C'est un retour au magma primordial, à l'océan unique d'où renaîtra votre mouvement de vie.

> Trouvez une musique de bruits de mer et d'océan : le bruit des vagues, les mouettes, les enregistrements des baleines, etc. Une musique de 5 minutes est parfaite, vous pouvez la passer 2 fois de manière à avoir un temps suffisant.
> Installez-vous au sol, au besoin sur un tapis de yoga dans une tenue confortable.
> Respirer avec la bouche ouverte. À chaque expiration, relâchez le poids du corps de manière à faire « fondre » toute résistance ou tension interne.
> Laissez-vous libre de bouger mais très légèrement, par des mouvements lents. Cherchez à épouser le sol comme si vous étiez une énorme masse d'eau, goûtez le plaisir du contact et de l'abandon à cette chère Terre.

### ♦ Mouvement pur aquatique

Après la fonte de la glace et le relâchement des tensions musculaires, le mouvement du corps primordial peut s'enclencher. Il prend sa source dans l'oscillation de la colonne vertébrale avec pour point de départ la nuque ou le sacrum (bas du dos). Ce

1. Le nom d'origine « sucre mouillé » a été changé pour des besoins évidents.

mouvement en « S » constitué de flexion, d'extension et de rotation de la colonne libère les blocages vertébraux et déclenche un mouvement moteur qui déplace le corps dans l'espace. Cet exercice accumule l'énergie Yin et fortifie le vital.

Sur une musique de bruits de mer et d'océan, allongez-vous au sol confortablement. Cherchez à démarrer lentement un mouvement d'ondulation de la colonne avec pour point d'origine l'occiput (base de la tête) ou le sacrum (bas du dos). Laissez petit à petit le mouvement se propager et s'intensifier au corps en entier. Les bras et les jambes suivent le mouvement initié par la colonne. Respirez toujours librement la bouche bien ouverte.

**♦ Appel du vital**

L'Appel du vital[1] peut être pratiqué à la suite des autres exercices ou séparément. Une fois les tensions apaisées et le mouvement interne enclenché, le vital peut s'extérioriser. Le but est d'étirer le corps pour amener l'énergie du centre vers la périphérie, comme le ferait un animal ou un enfant après une bonne sieste !

Trouvez une musique africaine, des tambours et des percussions vivantes. Allongé au sol, étirez chaque membre par des mouvements souples et élastiques comme si vous vous étiriez un matin au réveil. L'énergie part de l'intérieur et s'exprime au niveau

1. Nom d'origine « caramel étiré ».

de la périphérie du corps jusque dans les doigts et les orteils. Respirez la bouche bien ouverte. Laissez spontanément émerger un mouvement plus animal, plus dynamique et vivant. À pratiquer pendant 10 minutes.

♦ **Mouvement pur chamanique**

Le mouvement pur chamanique s'exprime naturellement après « l'Appel du vital ». Une fois que l'énergie est suffisamment accumulée par les mouvements d'étirement, le corps déclenche sa danse et exprime son énergie en l'extériorisant. C'est l'expression du Yang !

Dans cet exercice, des formes animales vont émerger, laissez venir le lion, le singe, le reptile, l'aigle, l'ours, le gorille... Laissez l'expression du vivant se libérer et prendre la forme qu'elle souhaite, ne réfléchissez pas, vivez l'expérience !
Utilisez la même musique que pour l'Appel du vital, cet exercice en est la suite. Ne vous préoccupez pas de la forme et laissez les mouvements venir et l'énergie animale vous accompagner.

## Je respire

### *Respiration complète*

La respiration complète nous propose de redécouvrir l'ensemble de nos lieux respiratoires. Trop souvent en prise avec le stress, la respiration se bloque dans le haut de la cage thoracique, limitant ainsi le mouvement du diaphragme[1] pourtant essentiel à la vie organique digestive. La respiration complète, pratiquée quelques minutes, détend le système nerveux, active la digestion et apporte un afflux d'oxygène aux cellules.

Avec de la pratique, une bonne respiration vous apporte énormément d'énergie. Certains jeûneurs décrivent au travers du souffle la sensation d'une nourriture subtile illimitée.

Asseyez-vous sur le bord d'une chaise, écartez un peu les jambes et posez vos mains sur votre ventre. À l'inspiration, cherchez à gonfler votre ventre en premier en repoussant vos mains. Une fois le ventre gonflé, continuez l'inspiration en gonflant la cage thoracique en partant du bas jusqu'en haut sous les épaules. C'est comme si vous remplissez une bouteille du fond vers le haut. Gardez une petite pause poumons pleins. À l'expiration, videz la bouteille en abaissant d'abord le haut de la cage thoracique puis en rentrant les côtes et en vidant le ventre en dernier. Gardez une petite pause poumons vides.
Recommencez une douzaine de fois.

1. Le diaphragme est le muscle essentiel à la respiration. Il sépare l'étage pulmonaire de l'espace l'abdominal. Si la respiration est bien équilibrée, il active les volumes sanguins de l'abdomen et stimule les organes digestifs en montant et descendant sur chaque mouvement respiratoire.

**À noter**

Quelques petits vertiges légers sont possibles, témoins d'une augmentation de l'oxygénation.

*Respiration ventrale*

Elle consiste à déplacer votre volume respiratoire le plus bas possible, ce qui fait baisser le diaphragme à son maximum. Les organes digestifs sont ainsi activés et plus largement c'est tout le système parasympathique (le guérisseur) qui s'active. Cette respiration est idéale en cas de stress, anxiété et tensions nerveuses. Elle prépare à l'endormissement et peut aussi se pratiquer tout au long de la journée. La respiration est la seule possibilité pour que nous puissions indirectement avoir accès au système nerveux autonome. En changeant de manière consciente notre respiration, nous pouvons équilibrer notre état nerveux. Lors du jeûne, et surtout dans les premiers jours, cette respiration est à pratiquer régulièrement afin de proposer à notre « guerrier » un repos bien mérité !

Posez vos mains sur le ventre et, tel un ballon, cherchez à le gonfler et à le dégonfler sur chaque mouvement respiratoire. Vous pouvez aussi y associer l'olfaction d'une huile essentielle que vous appréciez.

*Ujjayi*

Issu des techniques de respiration du yoga, Ujjayi (du sanskrit « victorieux ») est un exercice simple permettant de contrôler ses émotions en conscientisant sa respiration. Par projection du souffle, il agit sur les angoisses et sur le contrôle de la douleur. C'est une respiration lente et profonde par le nez comme le ferait le bruit des vagues. Ujjayi invite à se réapproprier la dimension du souffle en lien avec les cycles de la vie.

Asseyez-vous confortablement en tailleur ou sur une chaise, fermez les yeux et installez une respiration ventrale par le nez en fermant la bouche. Verrouillez la glotte avec l'arrière de langue comme si vous freiniez volontairement votre respiration en cherchant à racler un peu la gorge. À chaque inspiration et expiration, un bruit doit se faire entendre comme le ressac de l'océan. Gardez la même durée à l'inspiration et à l'expiration. Ne respirez pas trop fort, contrôlez votre souffle, la flamme d'une bougie à 5 centimètres devant vous ne devrait pas vaciller.

Ujjayi peut se pratiquer à tout moment. En exercice quotidien, vous pouvez y consacrer de 10 à 20 minutes. En cas de douleur, pratiquez Ujjayi et visualisez que vous projetez le souffle dans la partie du corps en souffrance.

*Olfaction d'huile essentielle*

**Émilie, en arrêt de tabac**

« Je garde toujours un flacon d'huile d'orange douce sur moi, en la respirant régulièrement elle me rappelle que le petit enfant joyeux en moi n'a pas besoin de fumer… »

Les huiles essentielles sont d'excellentes compagnes lors d'un jeûne. Leur action ne se limite pas au plan physique et organique. Les odeurs qu'elles dégagent entrent en résonance avec nos plans subtils et nous guident au travers des émotions qu'elles font resurgir via le cerveau limbique, siège de notre système mémoriel et le cerveau reptilien, notre protecteur instinctif.

L'olfaction est le sens le plus ancien et le plus primitif dans l'évolution des espèces et pourtant, paradoxalement, le moins utilisé par l'homme. Le nouveau-né reconnaît au départ sa mère à son odeur avant les autres sens, à condition bien sûr de ne pas user de parfum et autres savons trop forts.

**Conseils**

Utilisez une huile essentielle dont vous appréciez l'odeur. Asseyez-vous confortablement, installez une respiration profonde lente et ventrale. Ouvrez le flacon et gardez-le ouvert sous vos narines le temps qu'il vous faut. Si un souvenir ou une émotion s'ouvre à vous, explorez les sensations corporelles que cela vous procure et laissez-les s'exprimer.

Quelques huiles essentielles à respirer :

- **Orange douce (**Citrus sinensis**) :** joie de vivre et gaieté sont au rendez-vous de cette huile sucrée et réconfortante. Elle accompagne et apaise les pulsions de sucre en comblant le besoin d'amour de votre enfant intérieur.
- **Lavande vraie (**Lavendula vera**) :** la grande apaisante des tensions et situations de conflit, elle

calme le mental. La lavande ouvre à l'intuition et nous reconnecte à notre alignement personnel.

- **Hélichryse italienne ou immortelle** (Helichrysum italicum) **:** c'est l'huile majeure des blessures, chocs et traumatismes de tous les plans de notre être. Si, lors du jeûne, des émotions en lien avec des chocs passés ou récents se manifestent, respirez l'hélichryse. Elle équilibre et recentre.
- **Citron** (Citrum limonum) **:** agréable et léger, le citron allège les pensées lourdes et les expériences pesantes qui bloquent notre foie et la digestion. Il dynamise et active la joie.

## Je médite

### *Cohérence cardiaque*[1]

Le cœur est le métronome du corps. De nombreux systèmes physiologiques sont en résonance avec lui et se synchronisent sur sa fréquence, c'est le cas notamment de la respiration, des ondes cérébrales et de la pression sanguine. En fonction de son rythme et de ses pulsations, les sensations de joie, de plénitude et de clarté mentale seront ressenties, mais en cas de rythme et d'amplitude cardiaque perturbés, ce sont les émotions négatives qui prennent le dessus (colère, anxiété, peur panique, etc.). Encore une fois la respiration sera une clé essentielle d'autorégulation pour retrouver une fréquence cardiaque cohérente et apaisante.

1. Pour aller plus loin, vous trouverez les travaux du physiologiste russe Evgeny Vaschillo, et le site web : coherence-cardiaque.com

La meilleure amplitude cardiaque est obtenue avec 6 cycles respiratoires par minute. Il s'agit donc d'inspirer sur 5 secondes et d'expirer aussi sur 5 secondes. Vous pouvez utiliser votre montre ou horloge pour compter les secondes. De nombreuses applications pour smartphones existent : enfin une bonne raison de l'utiliser !
Commencez par 3 minutes 3 fois par jour, puis selon vos envies et besoins, augmentez la durée de l'exercice.

Lors du jeûne c'est un excellent exercice pour remettre une cohérence émotionnelle au cœur de votre métabolisme. Pour toute bonne symphonie, le rythme est essentiel !

*Méditation de l'alignement dans le cœur*

Cette méditation aligne l'ensemble de nos chakras, ces centres énergétiques issus de la tradition védique. C'est une méditation de reconnexion entre Terre et Ciel, tel un arbre relié par ses racines à la Terre et par ses branches au Ciel. Pratiquée régulièrement, elle nous convoque à l'espace sacré du cœur, lieu du mariage des dualités et de la réconciliation des oppositions. Cette espace est inaltérable, il est calme et silencieux, vous y êtes bienvenu à chaque instant, c'est votre temple.

Asseyez-vous confortablement sur un coussin ou sur une chaise. Installez une respiration ventrale profonde et lente. Fermez les yeux.
1. Visualisez un fil de lumière qui part du cœur (milieu de la poitrine) vers le centre de la Terre.

2. Visualisez un fil de lumière qui part du cœur vers le Soleil. Installez votre respiration confortablement reliée au Soleil et au centre de la Terre.
3. À chaque inspiration, imaginez les deux fils d'énergie qui se rejoignent en forme de spirale au niveau du cœur. Ils suivent la colonne vertébrale en passant par le sommet du crâne et le périnée. À l'expiration, l'énergie de cette spirale rayonne du cœur pour illuminer telle une fontaine scintillante un œuf lumineux qui entoure notre corps.

*Mantras*

Les mantras sont des phrases courtes répétées en boucle et parfois chantées. Ils permettent de fixer le mental en lui donnant un support redondant. Apaisé, rassuré, celui-ci laisse alors le corps vivre pleinement l'expérience silencieuse et paisible de la méditation. Lors du jeûne, un mantra peut vous accompagner. Il peut s'agir d'une citation de sage ou d'une parole bienveillante. Choisissez celle qui vibre pour vous. Elle sera une réelle nourriture spirituelle sur votre route intérieure.

Utilisez votre objectif comme un mantra. La vibration de l'affirmation positive s'ancrera profondément en vous en libérant votre pouvoir créateur.
Il suffit de le répéter, régulièrement tout au long de votre journée ou lors de vos séances de méditation. « Mastiquez » alors chaque syllabe comme si vous dégustiez de délicieux aliments !

# Postface de Daniel Kieffer

Je suis particulièrement heureux d'apporter ces quelques mots de postface à ce nouveau livre au service de la santé *globale* et surtout du bien-être *durable*, concept propre à la naturopathie holistique. Romain Vicente, qui brilla comme major de la promotion 2006 à la fin de ses études professionnelles au CENATHO, a décidément bien roulé sa bosse sur les sentiers de l'expérience formatrice ! Mieux, il a su développer le sens indispensable de la synthèse et de la pédagogie, valeurs utiles pour échapper aux dangers de la pensée unique ou de l'élitisme...

J'ai pu retrouver en cet ouvrage le cœur de la pensée hygiéniste, ce précieux corpus de bon sens et d'empirisme qui perdure depuis l'œuvre immense d'Hippocrate et qui s'est enrichi des travaux de centaines de pionniers nord-américains et européens depuis près de deux siècles. Heureusement ici, point de passéisme nostalgique mais, au contraire, le fruit de l'enrichissement des fondamentaux de notre art à la lumière des recherches scientifiques de pointe. Car si la santé s'apprend (le naturopathe est avant tout un *éducateur de santé* !), elle se doit aussi de conjuguer respect intuitif des lois de la biologie et raisonnement solidement étayé par les plus récentes publications. Or depuis quelques années, les chercheurs découvrent et valident les bienfaits préventifs et thérapeutiques du jeûne, tout particulièrement dans le cadre de l'accompagnement du diabétique, du cardiaque ou du cancéreux. Des travaux russes ont même montré son intérêt spectaculaire en psychiatrie, domaine où, hélas, le poids de l'industrie pharmaceutique manipule et aveugle le corps médical occidental dans sa quasi intégralité...

Une autre particularité de ce livre est qu'il s'est permis d'aller bien plus loin que les cures de jeûne proprement dites, en explorant joyeusement le champ des diètes saisonnières et des monodiètes de détox. Ainsi, chacun pourra trouver la cure la plus adaptée à son mode de vie, à son moral ou à son environnement.

Enfin, Romain a fait l'effort de mettre à la disposition du plus grand nombre un assortiment d'outils naturopathiques simples et redoutablement efficaces : du bon vieux bicarbonate de soude à l'humble charbon végétal ou à l'argile, en passant par l'usage de la traditionnelle bouillotte ou de la moins populaire poche à lavement, rien ne manque à cette petite pharmacie familiale, vraie *boîte à outils de santé* ! Pour autant, Romain n'a pas succombé au piège de l'accumulation des recettes miracles, si souvent proposées (ou copiées-collées) dans les innombrables publications de médecines douces. Il a su conserver *l'esprit causaliste*, qui respecte le symptôme mais se préoccupe avant tout de son origine cachée : ainsi – et c'est un indice de grand professionnalisme –, une large partie du livre invite à une réforme profonde des habitudes de vie, seule démarche capable de restaurer l'intégrité du *terrain* et de libérer les forces vives de régénérescence. Ces énergies sont connues sous différents vocables dans toutes les médecines traditionnelles du monde (*prâna, Qi*…) et nos sciences les nomment homéostasie. Merci donc, Romain, pour ne pas avoir mis de côté l'importance capitale de l'hygiène alimentaire, mais aussi bien celle du mouvement, de la respiration, des alternances travail-repos, de la bonne gestion du stress ou même de la méditation !

Merci pour ce bon travail au service d'une société déboussolée, en quête de sens et de repères, et qui pourra trouver en ces pages une invite cordiale à prendre enfin soin de soi et de ses proches : *prendre soin pour ne pas avoir à soigner*, alors gageons que l'aventure commence vraiment lorsque l'on referme ce livre !

**Daniel KIEFFER**

Auteur, formateur et conférencier

Directeur du collège européen de naturopathie traditionnelle holistique (CENATHO)

Vice-président et coordinateur du pôle pédagogique de La Féna

Président de l'Union européenne de naturopathie

Président et conférencier de l'association Objectif : notre santé

Membre professionnel de l'OMNES et de la World Naturopathic Federation

Membre du comité de pilotage de l'Alliance pour la santé

# Bibliographie

André Christophe, *Méditer, jour après jour : 25 leçons pour vivre en pleine conscience*, L'Iconoclaste, 2011.

Baile Rafael, *La danse biodynamique : Spirale de la Vie*, Le Souffle d'Or, 2009.

Benveniste Jacques, *Ma vérité sur la « mémoire de l'eau »*, Albin Michel, 2005.

Bölling Gisbert, *Le jeûne*, La Plage, 2004.

Emoto Masaru, *Les messages cachés de l'eau*, J'ai Lu, 2014.

Enders Giulia, *Le charme discret de l'intestin*, Actes Sud, 2017.

Dr Fung Jason, *Le guide complet du jeûne*, Thierry Souccar, 2017.

Hauser Gayelord, *Vivez jeune, vivez longtemps*, Corréa, 1950.

Jouvent, Roland, *Le Cerveau magicien – De la réalité au plaisir psychique*, Odile Jacob, 2013.

Kieffer Daniel, *Encyclopédie historique de la naturopathie : des pionniers aux naturopathes actuels*, Jouvence, 2007.

Kieffer Daniel, *Guide personnel des bilans de santé*, Grancher, 1998.

KIEFFER Daniel, *Régénération intestinale : transit, flore intestinale et santé en naturopathie*, Jouvence, 2011.

LEVINE Peter, *Réveiller le tigre – guérir le traumatisme*, InterÉditions, 2013.

PORTIER Anne, *Soins d'urgence au quotidien*, Solar, 2018.

SHELTON H. M., *Le Jeûne*, Le Courrier du Livre, 1994.

SINGER Christiane, *Où cours-tu ? Ne sais-tu pas que le ciel est en toi ?* Le Livre de Poche, 2003.

TOLLE Eckhart, *Le pouvoir du moment présent – guide d'éveil spirituel*, J'ai Lu, 2010.

UHL Thomas, *Et si je mettais mes intestins au repos ?* Solar, 2016.

VASEY Christopher, *Gérez votre équilibre acido-basique : Une vision complète*, Jouvence, 2012.

DR WILHELMI DE TOLEDO Françoise, *L'art de jeûner*, Jouvence, 2015.

# Remerciements

À Anne et à son équipe pour cette proposition de livre qu'elle me fit un soir de conférence, l'œil pétillant ;

À Coline pour la relecture vigilante et perspicace ;

À Daniel, insatiable artisan de l'essor de la naturopathie en France ;

À ma femme Victoria qui accueillit avec patience, joie et confiance tous les soubresauts de la mise au monde d'un premier ouvrage ;

À mes filles Alba et Mila qui sont pour moi d'incroyables sources d'inspiration et d'admiration ;

À mes parents, qui en bons « profs » ont su me donner le sens de la transmission ;

À mon frère pour ses conseils rassurants ;

À la vie que le jeûne célèbre dans nos cœurs et nos corps !

Merci !

# Lexique

| | |
|---|---|
| **Adrénaline** | Principale hormone et neurotransmetteur responsable de la phase d'urgence de l'adaptation au stress. Elle mobilise les ressources face au « danger » ou lors de l'effort physique : augmentation de la tension artérielle, dilatation des bronches et des pupilles, augmentation des pulsations cardiaques… |
| **Amylase (salivaire ou pancréatique)** | Enzyme spécialisée dans la dégradation de l'amidon. |
| **Anabolisme** | C'est l'ensemble des réactions de fabrication de molécules par l'organisme. La synthèse protéique, par exemple, est issue de l'anabolisme. C'est l'inverse du catabolisme. |
| **Antioxydant** | Molécule qui stoppe les réactions d'oxydation que provoquent les radicaux libres issus du métabolisme. L'excès de ces radicaux provoque un vieillissement accéléré des cellules. |
| **Atavique** | Se dit d'un ou plusieurs caractères qui apparaissent chez un individu alors qu'ils étaient éteints depuis plusieurs générations. |
| **Arthrite** | Inflammation d'une articulation avec douleur, gonflement, rougeur et chaleur. Les douleurs se manifestent au repos. |

| | |
|---|---|
| **Arthrose** | Processus dégénératif d'une articulation avec raideurs et « rouillage », les douleurs se manifestent à l'effort. |
| **ATP** | Adénosine triphosphate, molécule qui sert à transporter et à emmagasiner l'énergie. |
| **Ayurvéda** | Du sanskrit ayur, la vie, et veda, la connaissance. Elle est une science millénaire et le fondement de la médecine traditionnelle de l'Inde. Elle regroupe des techniques vastes intégrant des purifications, du mouvement, des principes alimentaires… |
| **Barrière hémato-encéphalique** | Barrière physiologique présente dans le cerveau qui le sépare du milieu sanguin. Elle permet d'isoler le cerveau des toxines, hormones et agents pathogènes du sang. |
| **BDNF** | Brain-Derived Neurotrophic Factor. C'est une protéine qui favorise la croissance des neurones et des synapses. L'activité physique et le jeûne augmentent sa synthèse. |
| **Biodynamique (psychologie)** | Thérapie psychocorporelle fondée par Gerda Boyesen qui s'intéresse à retrouver une globalité corps-esprit dans laquelle nos organes et cellules impriment la mémoire des traumatismes. |
| **Butyrate** | Molécule synthétisée par les bonnes bactéries de la flore intestinale. Le butyrate sert de carburant aux cellules du côlon. L'apport de fibres dans l'alimentation permet de favoriser le bon développement de ces bactéries « amies ». |
| **Catabolisme** | C'est l'ensemble des réactions de dégradation de l'organisme. L'utilisation de nos réserves lors du jeûne fait partie du catabolisme. Il s'oppose à l'anabolisme dans le métabolisme du corps. |

| | |
|---|---|
| **Cerveau limbique** | Appelé également cerveau émotionnel, il regroupe plusieurs structures cérébrales comme l'amygdale ou encore l'hypothalamus. Il est à l'interface entre le reptilien instinctif et le néocortex pensant. Il joue un rôle au niveau des émotions et de la formation de la mémoire. |
| **Cerveau reptilien** | Partie du système nerveux responsable de la gestion des équilibres vitaux : température, sommeil, adaptation au stress, respiration, tension artérielle… Il gère nos instincts et réflexes innés. Même si cette approche est désuète selon certains auteurs, elle n'en reste pas moins pédagogique ! |
| **Cétogenèse** | Création de corps cétoniques par le foie lorsque le glucose n'est plus disponible : en cas de jeûne et de diabète. Ces corps cétoniques sont un carburant pour les cellules nerveuses et musculaires. |
| **Corps cétoniques** | Ce sont trois composés issus de la dégradation des lipides par le foie lorsque le glucose est insuffisant, en période de jeûne notamment : l'acétylacétate, l'acétone et le Bêta-D-hydroxybutyrate. |
| **Dopamine** | Neurotransmetteur synthétisé par certaines cellules nerveuses responsables de l'action motrice. Sa carence est présente dans le cas de la maladie de Parkinson (tremblements et rigidité). Les circuits dopaminergiques sont impliqués dans le système de récompense, d'exploration du milieu extérieur et la vigilance. |
| **Dystonie (neurovégétative)** | État de dérégulation du système nerveux autonome qui alterne des phases d'activation exagérée de l'orthosympathique (guerrier) et parasympathique (guérisseur). Cet état se traduit souvent par des coups de fatigue dans la journée, des alternances de sommeil, des troubles fonctionnels digestifs (constipation puis diarrhée) et des états émotionnels instables. |

| | |
|---|---|
| **Endogène** | Qui est dû à une cause interne, issue de l'intérieur d'un milieu, ici le corps humain. |
| **Enzyme** | Protéine capable de catalyser des réactions chimiques dans le corps humain. Elle abaisse l'énergie nécessaire à la réaction et active sa vitesse d'exécution. Par exemple, l'amylase salivaire qui active le catabolisme des amidons dans la bouche. |
| **Exogène** | Qui est dû à une cause externe à un milieu, donc pour nous extérieur au corps humain. |
| **Flore intestinale** | Elle est aussi appelée microbiote. C'est un ensemble de micro-organismes (bactéries, virus, levures…) logeant dans nos intestins. Ils vivent la plupart du temps en symbiose avec nous et constituent la première barrière de notre système immunitaire. |
| **Gastrite** | Inflammation de l'estomac. |
| **Ghréline** | Hormone sécrétée principalement par l'estomac responsable de l'appétit. Elle est antagoniste à la leptine. |
| **Glucose** | Sucre simple issu de la digestion et stocké sous forme de glycogène dans l'organisme. C'est le carburant principal de nos cellules. |
| **Glycérol** | Avec les acides gras, cet alcool naturellement présent dans l'organisme forme les corps gras. Sa fonction première est d'apporter de l'énergie. |
| **Holistique** | Adjectif exprimant la qualité globale d'une approche. Une médecine holistique intègre une vision de différents plans : physique, énergétique, émotionnel, spirituel… Cette dimension est commune à toutes les grandes traditions de l'humanité. |
| **Homéostasie** | Système de régulation qui maintient les propriétés d'un milieu intérieur dans des valeurs viables et constantes. Par exemple le pH du sang, la température corporelle, l'immunité… |

| | |
|---|---|
| **IGF-1** | *Insulin-Like Growth Factor-1*. Il est aussi appelé somatomédine C. C'est un facteur de croissance synthétisé par le foie qui augmente le métabolisme des sucres et la prolifération cellulaire. Impliqué dans certains cancers, il chute rapidement en période de jeûne. |
| **Insuline** | Hormone synthétisée par le pancréas qui permet le passage du glucose du sang vers les cellules musculaires, adipeuses et hépatiques du foie. Elle est donc hypoglycémiante. |
| **Lactate** | Forme ionisée de l'acide lactique. C'est le produit final de la glycolyse anaérobie (première phase de création d'énergie à partir du glucose sans apport d'oxygène). Il sert d'énergie dans le corps lorsque l'oxygénation est insuffisante (lors d'efforts importants par exemple). Son accumulation dans les muscles est, selon certains auteurs, en partie responsable des contractures. En excès, il acidifie l'organisme. |
| **Leptine** | Hormone antagoniste de la ghréline. Elle stimule la sensation de satiété. Elle est synthétisée par une partie du tissu adipeux (graisse). |
| **Maladies de civilisation** | Terme regroupant les maladies liées à l'environnement, à la suralimentation et globalement aux conditions de vie liées à notre civilisation. |
| **Mitochondrie** | Véritable centrale énergétique logée au cœur de nos cellules dans laquelle se déroulent les réactions de création d'énergie. |
| **Néocortex** | Couche externe des hémisphères cérébraux, commande la motricité volontaire, le langage, la conscience… |
| **Néoglucogenèse** | Formation de sucre à partir d'éléments non glucidiques : protéines et glycérol notamment dans le foie et dans une moindre mesure dans les reins. |

| | |
|---|---|
| **Neurone** | Appelé également cellule nerveuse, le neurone est excitable et permet de créer et de conduire un signal électrique. |
| **Noradrénaline** | Neurotransmetteur de la même famille que l'adrénaline ou la dopamine, elle active le « guerrier ». |
| **Occlusion (intestinale)** | Blocage partiel ou complet de l'intestin empêchant l'évacuation des matières. Il s'agit d'une urgence médicale. |
| **Onde Alpha** | Type d'onde émise par le cerveau, présente majoritairement dans des états de méditation et d'accès à la richesse inconsciente. |
| **Orthosympathique** | Le « guerrier » est une branche du système nerveux autonome (SNA) ou végétatif (SNV) responsable de l'action et la vigilance. D'une manière simplifiée, il prépare l'organisme à faire face au stress. |
| **Parasympathique** | Le « guérisseur » est la branche antagoniste de l'orthosympathique qui facilite les fonctions de digestion et de récupération de l'organisme. |
| **Pectine** | Fibre présente dans la paroi végétale des fruits et légumes. |
| **Péristaltisme** | C'est l'ensemble des contractions musculaires inconscientes permettant la progression des matières dans l'intestin. |
| **Prâna** | Terme sanskrit évoquant la notion de souffle vital et d'énergie. |
| **Protéine** | Grosse molécule formée par l'association de différents acides aminés. Les protéines sont synthétisées dans la cellule à partir de l'information génétique de l'ADN. Elles assurent de nombreuses fonctions : structurelle, hormonale, enzymatique, immunitaire... |
| **Ṣamskāra** | Terme sanskrit évoquant les tendances résiduelles inconscientes. En langage occidental, ce sont nos programmes inconscients. |

| | |
|---|---|
| **Sérotonine** | Neurotransmetteur sécrété par le tube digestif et certaines cellules du sang. Au niveau cérébral, elle a un rôle important dans la gestion des humeurs et l'équilibre émotionnel. |
| **SNA** | Système nerveux autonome formé par l'orthosympathique (le guerrier) et le parasympathique (le guérisseur). Une troisième branche y est associée : le système nerveux entérique. |
| **SNV** | Le système nerveux végétatif est un autre nom du SNA. |
| **Sphincter** | Dans le corps, c'est un muscle circulaire permettant de fermer complètement ou partiellement un orifice. |
| **Tryptophane** | Un des huit acides aminés indispensables à l'organisme. Le tryptophane est précurseur de la sérotonine. |
| **Yoga** | Discipline du corps et de l'esprit qui comprend une grande variété d'exercices. Du sanskrit « jug », signifiant relier et unir, le yoga appelle à l'unité du corps, du cœur et de l'esprit. |
| **Spasmophilie** | Ensemble de troubles regroupés sous une forme de crise légère de tétanie : fatigue, difficultés respiratoires, tétanie musculaire. Souvent associée à des troubles de l'anxiété, la spasmophilie, bien que fréquente, reste encore difficilement définissable. |
| **Synapse** | Zone de contact permettant la transmission d'information électrique ou chimique entre deux neurones ou entre une cellule nerveuse et une autre cellule. |

## Mon carnet de jeûne saisonnier

**MON OBJECTIF** ..................................................................

**DATE DE DÉMARRAGE DU JEÛNE**...........................................

**JOUR**..............................................................................

**Mes ressentis du corps, mes sensations physiques :**

..........................................................................................

..........................................................................................

..........................................................................................

..........................................................................................

..........................................................................................

**Mes ressentis du cœur, mes émotions :**

..........................................................................................

..........................................................................................

..........................................................................................

..........................................................................................

..........................................................................................

**Mes ressentis de l'esprit, mes pensées, mes désirs de changement, mes rêves :**

...............................................................................................

...............................................................................................

...............................................................................................

...............................................................................................

...............................................................................................

**Tisanes et boissons du jour :**

...............................................................................................

...............................................................................................

...............................................................................................

...............................................................................................

...............................................................................................

**Exercices pratiqués :**

| Je bouge | Je respire | Je médite |
|---|---|---|
| *Fonte de la glace*<br>*Séquence de yoga*<br>*Appel du vital*<br>*Mouvement pur chamanique*<br>*Marche silencieuse*<br>*Balle de tennis* | *Respiration complète*<br>*Respiration ventrale*<br>*Ujjayi*<br>*Olfaction d'huile essentielle* | *Cohérence cardiaque*<br>*Alignement dans le cœur*<br>*Mantras* |

*Photocopiez ces pages plusieurs fois ou utilisez un carnet dédié.*

## Également dans la collection « Eyrolles Poche »

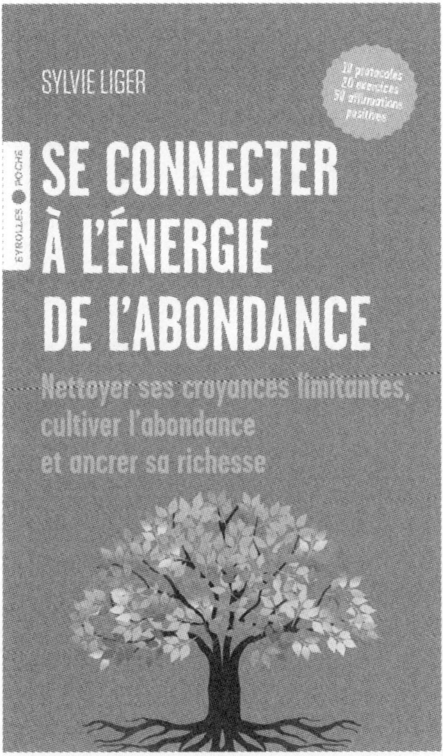

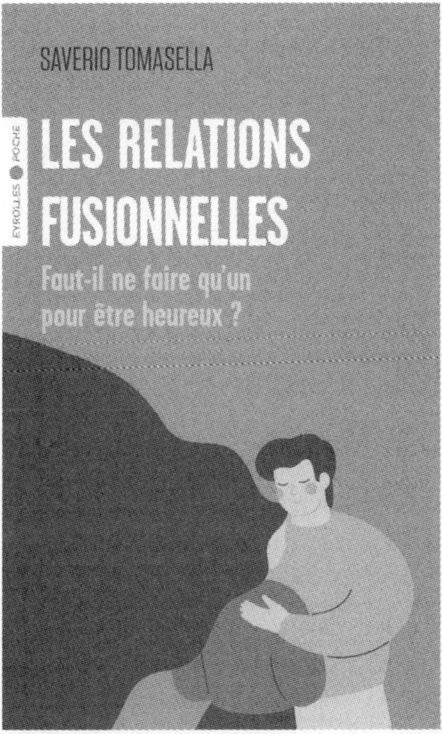
SAVERIO TOMASELLA
EYROLLES POCHE
LES RELATIONS
FUSIONNELLES
Faut-il ne faire qu'un
pour être heureux ?

MIXTE
Papier | Pour une gestion forestière responsable
FSC® C108412

*Composition et mise en pages*
*Belle Page*

Imprimé en France par CPI Brodard & Taupin
en février 2024
Dépôt légal : mars 2024
N° d'impression : 3055769

Cet ouvrage est imprimé sur du papier Novel 56 g FSC